短程心理咨询与督导实录

督导实录

亲子教育篇

每一个关心孩子的**父母**，
都要学习做孩子的**心理咨询师**

〔美〕张道龙◎编著

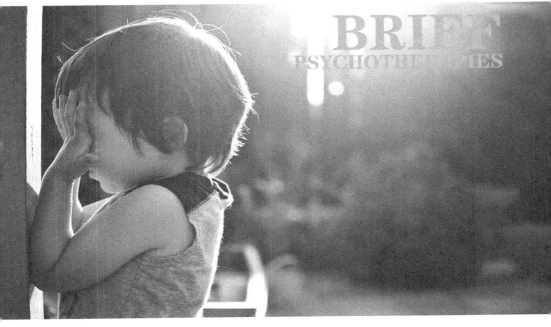

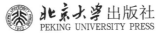
北京大学出版社
PEKING UNIVERSITY PRESS

图书在版编目(CIP)数据

短程心理咨询与督导实录·亲子教育篇/(美)张道龙编著. —北京：北京大学出版社，2013.1

ISBN 978-7-301-21868-6

Ⅰ.①短… Ⅱ.①张… Ⅲ.①心理咨询—咨询服务②家庭教育—心理咨询 Ⅳ.①R395.6

中国版本图书馆 CIP 数据核字(2013)第 000720 号

书　　　　名：短程心理咨询与督导实录·亲子教育篇		
著作责任者：〔美〕张道龙　编著		
责 任 编 辑：李　玥		
标 准 书 号：ISBN 978-7-301-21868-6/B·1098		
出 版 发 行：北京大学出版社		
地　　　　址：北京市海淀区成府路 205 号　100871		
网　　　　址：http://www.pup.cn　新浪微博：@北京大学出版社		
电 子 邮 箱：编辑部 zyjy@pup.cn　总编室 zpup@pup.cn		
电　　　　话：邮购部 010-62752015　发行部 010-62750672　编辑部 010-62704142		
印 刷 者：北京虎彩文化传播有限公司		
经 销 者：新华书店		

650 毫米×980 毫米　16 开本　18.25 印张　210 千字

2013 年 1 月第 1 版　2024 年 6 月第 8 次印刷

定　　　价：36.00 元

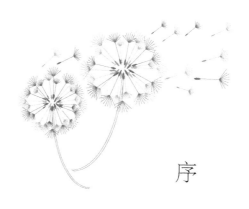

序

张侃（中国科学院心理研究所原所长、国际心理科学联合会副主席）

中国历来是一个重视教育的民族，在当前教育面临种种危机的今天，几乎所有的教育学家都在苦苦思索"教育该往何处走"的问题，著名物理学家钱学森更曾提出"我们的大学为什么培养不出大师级人才"的问题。与此同时，各式各样的教育理论和学说如雨后春笋般应运而生。然而，当家长们切切实实地面对自己的"问题孩子"时，依然一筹莫展。事实上，孩子成功与否会受到很多因素的影响，诸如遗传基因与大脑发育水平等"生物学因素"；性格与压力应对方式等"心理学因素"；孩子所处的家庭、学校与文化环境等"社会资源因素"，因此，培养和教育孩子必须从生物、心理、社会三个维度全面、综合、系统地进行分析。

1977年，美国精神医学教授英格尔医生(George.L.Engel,MD)在《科学》杂志（Science）中首次提出了"生物—心理—社会"的新医学模式。美国华人心理医生张道龙(Daolong Zhang, MD)秉承医者仁心，将"生物—心理—社会"现代医学模式引入心理咨询的亲子教育领域，通过与真实案例的互动和干预过程，深度剖析"问题孩子"的问题所在，给予针对性的解决方案，并且提炼出一系列颇具规律性和指导性的教育黄金法则，正是此书最大的亮点。

这是一本充满智慧和幽默的书，更是张道龙医生二十多年临床实践、一万八千多名中美咨询实例的宝贵结晶。无论您是想做一位合格的父母，还是想成为一名临床心理咨询师或心理医生，此书都能够起到他山之石可以攻玉、前车之覆后车之鉴的作用，值得仔细研读。

2012年12月 于北京

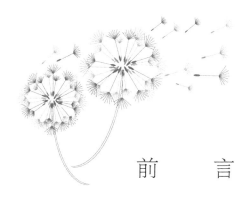

如何做智慧的父母

　　几乎每一位家长都在苦苦寻求和探索家庭教育的成功之道，众多与育儿、教育相关的书籍应运而生。然而，众说纷纭的海量信息常常让家长们眼花缭乱、无所适从。通观这些信息，不外乎两类观点：一是呼吁"绝不能让孩子输在起跑线上"，主张教育越早越好，倡导家庭启蒙教育应该从胎儿期开始；二是认为孩子的问题归根到底是学校和社会的问题，这让一部分缺乏教育资源或是忙于事业、无暇顾及孩子的家长有了自我安慰的理由。显而易见，这两类极端的观念都有各自的弊端，事实上，孩子的教育问题既与纵向的原生家庭有关，又与横向的学校、社会有关，孩子正是"纵"、"横"这两条线的交集所在。

　　二十多年前赴美留学给我最直接的感受是：美国学生似乎是一个个充满人文精神和社会责任感的普通人，而和我一样来自内地的留学生们好像不识人间烟火的书呆子、考试机器——勤于掌握书本知识，而疏于调节自己的心理情绪。医学教育亦是如此！内地医学院强调医生要掌握相关的医学或生物学知识，而美国医学教育则强调医生要平衡掌握生物—心理—社会知识。通过在中美两国医学院的系统学习、训练以及对一万八千多名来访者的咨询，我意识到，儿童、青少年时期需要的不仅仅是基于书本知识的应试教育，更需要基于人文情怀的、因势利导的心理咨询。而家长，天然是孩子的人生导师和心理咨询师，那么学习和初步掌握心理学相关知识及技能就显得非常重要。

身为一名心理医生，我不想陷入空谈教育理论或名人现身说法的俗套，而更愿意为家长提供一个务实而独特的视角——从"问题孩子"的角度出发，通过对二十七个真实案例干预、纠正和逆转的过程，提炼出规律性、实用性的八大家庭教育黄金法则，以帮助众多家庭规避教育风险，防患于未然，或者引导"问题孩子"及其家庭走出困境。本书中的每一个案例均基于我与"问题孩子"或家长互动的咨询实录。

法则一：借助"生物—心理—社会"模式因材施教。许多社会学家、教育学家对"纵向"、"横向"教育的思考角度尽管在理论上无懈可击，然而在实际运用中却过于空洞，较少具有可操作性。本书借助现代医学体系中先进的"生物—心理—社会"模式分析和解决问题。

所谓"生物"，是指孩子生而具有的特质，如有的孩子智力超群，有的则存在学习障碍，有的善于语言表达，有的极具艺术天赋。所谓"心理"，是指应对压力、适应客观环境变化的心理能力，如有的孩子防御机制成熟、情绪稳定，有的则冲动易怒、难以控制。所谓"社会"，是指孩子能够获得的各类资源，如经济收入、生活条件、学习机会等，每个家庭拥有的资源千差万别。由此可见，基于"生物—心理—社会"的分析模式，每一个孩子都独具个性、各有优劣，不存在任何一个固定的公式能够适用于所有的孩子，家长必须具体情况具体分析，因材施教，这也是写作本书的初衷。

法则二：孩子的早期问题并不等于天然缺陷，不能以负性的思想反复强调。许多"问题孩子"早期就会表现出一些"与众不同"的特点，但这些早期的问题通常并不是无法改变的缺陷。如果家长能够聚焦于挖掘孩子的潜能，专注于孩子成长中可以改善之处，那么即便是"问题孩子"也可能变得"没问题"。相反，如果家长总是向孩子灌输负性的思想，势必导致孩子自尊心低下，原本没有问题也可能变得"有问题"。即使很不幸，孩子确实存在天然缺陷或慢性疾病，家长也要把孩子的缺陷或疾病仅仅视做"不完美"，客观面对事实，积极鼓励孩子的成长。

法则三：亲子关系和家庭氛围会对孩子的人际关系模式产生深远影响。原生家庭中，父母与孩子之间的亲子关系和家庭氛围至关重要，因为孩子在与陌生人、同学和老师建立人际关系的过程中，会不自觉地模仿父母与自己的关系模式和相处方式。如果让孩子在和谐稳定的亲子关系中成长，在温暖关爱的家庭氛围中学会对他人施以同情和关心，就能够为孩子的人际关系乃至未来的恋爱和婚姻奠定良好的基础。

法则四：父母应该成为孩子的"人生导师+心理咨询师"。无论是否学习心理学或者踏入心理咨询行业，父母天然就要做孩子的人生导师和心理咨询师。因此，除了运用中国父母所熟悉的"教育型"手段之外，更需要培养"治疗型"的亲子关系同盟，其基础就是善于倾听、善于理解。如果父母能够从关怀的角度去倾听孩子讲述自己的问题，站在孩子的立场上去理解孩子的错误，从一味纠正孩子过去的错误转向关注孩子未来的成长，那么，父母与孩子无论是彼此沟通还是改正错误，都会达到事半功倍的效果。

法则五：给予孩子建设性的建议。批评、指正、苛责、命令的教育方式，孩子往往不太容易接受，甚至可能造成逆反的心理和行为，更有效的办法是给予孩子建设性的建议，让孩子亲身参与到教育和发展决策过程中。

法则六：**危机亦是教育的良机**。"问题孩子"发生危机的概率更高，但与此同时，孩子在危机中能够更直观地看到自己不良行为造成的严重后果，此时，家长如果能够把握危机时期，与孩子共同构建问题的解决方案，孩子的记忆会更深，改变的动力会更强。

法则七：**理解和接纳孩子在改变过程中的情绪反应**。正如吸毒的人在戒毒时会出现强烈的戒断症状一样，孩子在改变一个已经形成的恶习时，行为习惯上的变化会导致出现各种情绪反应。家长需要理解和接纳孩子的戒断性情绪反应，给予孩子支持和力量。

法则八：**明确孩子不同成长阶段的重点培养目标**。从年龄的角度，大致可将孩子的成长过程划分为童年期、少年期和青年初期三个阶段，那么，不同年龄段的重点培养目标也大不相同。童年期（小学阶段）最重要的目标是培养孩子正确的价值观和良好的行为习惯，当孩子步入少年期（初中阶段）和青年初期(高中阶段)时，知识与技能的学习变得更为重要。从孩子未来发展的长远角度考虑，一定不能本末倒置。

在本书的撰写过程中，"短程心理咨询督导俱乐部"的许倩、刘金雨、姚立华和雨晨全面参与了咨询案例的记录、整理和编辑工作。中央财经大学心理学系的赵然教授和美国伊利诺伊大学芝加哥分校（University of Illinois at Chicago）的刘春宇副教授对本书的内容设计提出了非常有建设性的意见。在此对以上诸位同事、同人们深表谢意，与你们一起工作其乐无穷！非常感谢中国科学院心理研究所原所长、国际心理科学联合会（International Union of Psychological Science，简称IUPsyS）副主席张侃教授在百忙之中为本书写序。特别感谢本书的责任编辑——北京大学出版社的赵学敏女士，没有她一丝不苟的敬业态度和杰出的职业素养就不会有本书的顺利付梓。最后，我要将最真挚、深厚的谢意和敬意献给我所有的来访者，他们用自己的亲身经历和真实情感帮助我成为一名拥有"助人"意愿和智慧的心理医生，他们也正以其特有的方式为年轻一代心理学从业人员的成长和普罗大众的幸福继续无私奉献着！

张道龙

2012年12月于美国芝加哥

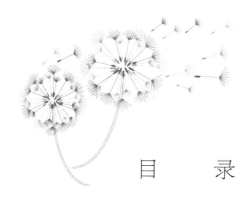

目　　录

31 女儿突然拒绝上学

本案例中的女孩儿正在读小学，从小就很黏父亲。突然因父亲外出办事一天没有回家，就不想去上学了，之后就每天找理由不去学校。张医生认为，如果父母过于溺爱、过度保护，容易把孩子变成"温室里的花朵"，非常依赖父母、难以独立。这样的孩子很容易出现分离焦虑，离开父母会难过、焦虑，甚至影响上学，久而久之还会泛化成其他的问题，比如表演焦虑、社交恐怖等。

36 小学升初中考试失利的我还有未来吗？

本案例中的男孩儿因"小升初"考试失利而非常自责。张医生建议，孩子的某次考试失利，或者某件事没有做好，家长要帮助孩子一起分析原因，多给予积极的、正向的鼓励，一味批评和责备很容易让孩子认为自己笨，从而对自己失去信心，做什么都畏首畏尾、消极被动，以致将来成为真正的失败者。

42 刚上初中就休学的儿子还有救吗？

本案例中的男孩儿，因无法承受重点中学的压力而休学。张医生认为，每个挫折只代表人生中的一次战役，输掉一次战役不代表输掉整场战争。对父母来说，对孩子使用的教育方式没有效果时，不能再变本加厉地多次教育，甚至找其他人来强化教育，这样做不但没有效果，还会让孩子感到厌烦和抵触。

60 数学考试时我头脑一片空白

一位正在读小学的女生，因"惧考"来访。张医生认为，很多孩子在学习过程中专门与自己成绩薄弱的学科"较劲"，或者因喜欢或排斥某位老师进而喜欢或排斥某门学科，这些行为都会阻碍学业的成功和职业的发展。家长要与孩子一起做评估，最终做出对孩子的学业及将来职业都有利的选择。

花季少女不爱学习、爱打架

本案例中的这位初中女生，性格像"假小子"，不仅无心学习，还经常因为一些小事与同学发生矛盾，甚至会动手打人。张医生建议，家长在遇到孩子出现类似不良行为习惯时，不可一味打压、指责，需首先寻求专业机构鉴别孩子产生这些行为的原因，排除是否存在冲动控制障碍、对立违抗障碍等心理问题或疾病，再加以专业干预。

 懵懂女生成长的烦恼

本案例中的女生原本无忧无虑，但"突然"感受到成长带来的激动与兴奋，而且注意力难以集中。张医生认为，孩子从天真无邪的儿童变成青春期的少男少女，开始对自身的形象、情感、学习、职业选择、未来前途等方面的问题进行思考，成长中的各种烦恼开始出现。在这个极为重要的转折时期，家长不仅要祝贺其成长，还要调动一切可以调动的资源，帮助孩子适应变化，顺利过渡，健康成长。

129 女儿为了与无业男友同居而放弃学业

本案例中不满十八岁的女孩儿，不仅放弃学业，还与比自己小两岁的男朋友同居，与家长的往来仅仅是要钱。张医生认为，恋爱对于青春期的孩子来讲属于正常需求，但如果因为恋爱而放弃学业是极其情绪化的选择。现代社会，一个人在学业和职业上的发展将直接影响其一生的成就。美国有一项统计表明，凡是在十八岁以前有过性生活、甚至同居的人群，他们未来的生活水平处在贫困线以下的概率将比其他人成数倍地增加。

137 我想休学当技术工人

本案例的主人公认为学校里教的东西都不实用，所以上初中后缀学，打算将来学一些技能当技术工人。衡量"好孩子"与"坏孩子"虽然没有明确的标准，但作为一个可以为自己负责、将来能健康发展的孩子来讲，不仅要有良好的品行，还要完成每个阶段该完成的事情，因此张医生建议，初中阶段不能放弃学习。

青年初期

 失败的小留学生变成自闭的"宅男"

本案例的来访者几年前把成绩优秀的儿子送到海外留学，没想到孩子出去一年后就中断了学业，回国后不仅没有返校读书，还变得越来越自闭，整天"宅"在家里玩电脑。来访者对儿子的前途充满忧虑，却无计可施。

 将成绩糟糕的女儿送出国是明智的选择吗？

本案例的母亲想将读高二的"问题女儿"送出国留学，但张医生认为出国留学并非亡羊补牢的手段。实际上，出国留学的孩子并非都能取得成功，有些孩子还会因为独立性差、语言障碍等问题难以适应国外的生活，反而影响其发展。

 儿子"宅"在家里"啃老"

本案例中的孩子已经二十岁了，不仅不爱学习，自立能力也很差，除了玩游戏，什么都不做，对未来也没有想法和规划，属于典型的"啃老族"。张医生认为，孩子的自理、自立能力是将来择业、择偶和一切生活的基础。很多家长在孩子教育中把孩子当成"小祖宗"，过于溺爱，这样不仅难以树立家长的权威，更不利于孩子的身心健康发展，还可能毁掉孩子的一生。

 即将高考的儿子陷入早恋

青春期的男女，因为生理、心理的发展，开始对异性产生兴趣是正常现象。面对孩子早恋，家长、学校如果采取一味压制、反对的态度很可能影响孩子的正常成长，适得其反。如果让他们有机会更多地参与文体活动，和异性保持正常交往，不仅可以使身体性激素得到正常发挥、释放，还有利于培育健康的学习观与恋爱观。

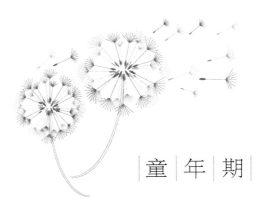

童 年 期

三岁的小女儿越来越野

案 例概览

　　来访者是一位中年男性。他年仅三岁的小女儿随其母亲回到老家以后变得越来越野，当她身边出现其他小朋友的时候，特别容易表现出一些"暴力行为"，有时候骂人，有时候打人，有时候甚至咬人。身为父亲的来访者已经意识到女儿这些行为潜在的风险性，然而无论是"糖衣炮弹"，还是严厉的教训，女儿一概不予理睬。而且，来访者生活在一个大家庭中，家中的老人对小女儿十分溺爱，女儿自然变得有恃无恐。来访者对女儿的教育因此显得困难重重。

咨 询实录

张医生：你好！我是张医生，请讲你的困扰吧。

来访者：我的小女儿今年三岁，最近她跟着我太太回老家去了。刚开始她表现还蛮好的，见到很多小朋友之后，就学会碰一下这个人，拍一下那个人，有时候还咬人，像个小动物一样，让她停也停不下来，她还不知道从哪儿学了一句骂人的话叫"你这个大笨蛋"。我们不知道她是不是想要用这些来吸引别人的注意力。我想让她知道这样做是不好的，但是不管我怎么严厉地教训她，她都不理会，这是最大的一个问题，我不知道该怎么办才好。

张医生：还有吗？

来访者：如果她旁边都是大人的话，会相对好一点；但是如果有别

　　的小朋友在，她就会跟小朋友发生矛盾，因为她去碰别人一下、踢别人一下，别人肯定会打回来嘛。父母在旁边就只好教训自己的孩子，弄得大家都很不好意思，不知道该怎么办了。

张医生：她在回老家之前有类似的行为吗？

来访者：她在我们自己家里的时候也有类似的情况。她哥哥比她大十岁，哥哥不在家的时候好一点，哥哥一回到家，就会弄得她哇哇大哭。她之前在家就有一点儿，但回去以后更变本加厉了。

张医生：你们有没有观察过，她每次采用这种行为模式，是不是在她的利益被侵犯的时候？

来访者：观察过，实际上没有人侵犯她的利益，都是她主动去找别人的麻烦。

张医生：嗯，她过去有没有表现得好一点儿的时候，还是每天的表现都差不多？

来访者：偶尔会好一点儿，总体的感觉是，没有其他小朋友在旁边的时候，她会好一点儿。

张医生：哦，也就是全是大人在旁边的时候，她会好一点儿。那么，有其他小朋友在旁边的时候，是你们大人做些什么事情她才会好一点儿，还是大人怎么做她都不会表现好？

来访者：以前我们给她糖吃的时候，她会好一点儿。现在的问题是，过年回老家，好吃的东西太多，糖已经不能成为一个诱惑了，所以现在没有任何办法能让她停下来。

张医生：就是说"糖衣炮弹"已经不好用了。

来访者：哈哈，对。

张医生：第一，我觉得她好像并不是要吸引大家的注意，虽然有些孩子经常这样，她很可能是为了保护自己的利益。看起来这是一个性格很外向的孩子，会运用自己的能力和强项，比如能喊、能哭、能闹，来让自己的意愿得以实现。从生物学的角度讲，这是优点，就是特别主动，特别有攻击精神，特别会争取和捍卫自己的权益，对她未来的社会生存不见得是坏事。

来访者：对，我也有这种感觉。

张医生：如果孩子是被动等待别人把所有的东西都让给她，反而比较麻烦。所以，我觉得她这种脾气、秉性、天赋不是坏事，符合现代社会"不择手段"地争取自己利益的特点。我们要做的是帮她把"不择手段"去掉，变成"选择适当的手段"来保护自己，但至少这种主动的精神是好事。

来访者：呵呵，对。

张医生：第二，她的年龄还非常小，如果长到了三四十岁还这么做，时间长了肯定会有问题，但是对小孩来说暂时没有问题。

来访者：嗯。

张医生：第三，需要找到一个办法来控制她的行为，把这种行为带来的伤害减少到最小。

来访者：您说的伤害是指？

张医生：潜在的伤害有两种：一是她攻击别人的时候自己容易受伤，二是别人反过来攻击她，她自卫的时候也容易造成伤害。原来你用"糖衣炮弹"能取得成功的原因在于她不是经常能得到糖，她懂得自己想要的东西你会作为奖励给她，当她能够轻易得到糖的时候，糖就失去了奖励的作用。所以，作为父亲，你要发现生活中新的、具备奖励作用的东西，或者是具有惩罚作用的东西，比如把她最心爱的玩具拿走，告诉她如果再这样做，这个玩具就不再还给她了，这样就能够规范她的行为。

来访者：嗯，好的。

张医生：第四，就是大人采取"武力"的办法，这个"武力"显然不是打她，而是指非常强势的口头语言和身体语言。比如，一把拉过她，明确告诉她"这样做不行"或"这样做是绝对不被允许的"等等。这样做一次、两次不会有效果，她可能在背地里继续和你对抗，甚至偷偷做点坏事。但是，只要你们家长持之以恒，有一天可能就赢了。除了不能体罚，不能控制她吃饭这类事情以外，其他的行为都可以采用，可以拿走她心爱的玩具，她特别想要的东西，也可以不给她。

来访者：嗯。

张医生：第五，她的行为变得更严重一些的时候，可以"关禁闭"。让她自己一个人在安全的房间里待着，你可以看到她的房间，不允许她走出房门，但是"关禁闭"的时候要注意，不能让她透过房间的窗户看见你们。她可能会在房间里闹腾，但是过一段时间她就会发现这样做是没有用的，这时候就可以告诉她，下次如果再跟别的小孩打闹，大人就都出去玩，把她一个人关在房间里。然后再给她讲个故事，说说外面有多好玩，以此来刺激她。最重要的是，全家人的态度必须保持一致，不能爸爸把孩子关进去，奶奶说要把孩子放出来，除非孩子在里面胡闹到了你们不能容忍的程度。这样的"关禁闭"会强烈地告诉孩子一个信息，她这种行为是大人们不能接受的。这个过程中只要不影响她的健康和安全就可以。

来访者：嗯，明白了。

张医生：这样，在"奖励"和"惩罚"双管齐下的情况下，孩子就会慢慢接受。尽量用奖励的方式，如果奖励有效，就不要惩罚；如果奖励无效，就用"奖励"加"惩罚"，但是一定不能只用"惩罚"。

来访者：嗯，现在我的困难是，我们生活在一个大的家庭环境中，全家人很难都遵照一个原则去对待她，因为家里有老人，很难把这个原则贯彻下去，这就成为我教育孩子方面最大的难点。孩子在我身边的时候，还好控制一点儿，回到老家以后，这边不让做的事情，那边又让做了，非常麻烦。

张医生：太对了！而且像你这个小女儿，显然智力非常好，她很快就能学会"挑软柿子捏"，这是生物本能。动物发起攻击的时候，也不会挑最强壮、对它有威胁的对手，实际上就是它能看出谁害怕、谁软弱。所有的孩子小时候都有这种天然的本能，特别善于发现谁比较"软"、谁比较好欺负。所以，在全家讨论孩子教育问题的时候，你要跟大家讲，所谓惯子如杀子，全家人都疼爱我的小女儿，我非常高兴，也非常感激；但是，这样娇惯完以后再管教起来非常麻烦，所以我们大家的思想必须要一致。

来访者：我确实需要这么跟老人谈一谈。

张医生：对，这并不是对老人的贡献挑三拣四，祖父母很多时候会比父母更关心、更疼爱孩子，但是在管教孩子方面，老人带出的孩子经常会出问题。因为很多老人实际上是在溺爱孩子，溺爱不会培养出好孩子，有时艰苦、严厉的环境会培养出更优秀的孩子。教育孩子，需要一个总指挥来保持全家人思想的一致，以一个人的思想为主，其他人经常来参考这个总指挥的意见，而不是八仙过海各显神通，每个人都采取自己的教育方式。所以，全家不仅要思想一致，还要有主次，定好最终由谁说了算、由谁来定夺，这跟长幼排序完全没有关系，老人很可能就是问题的制造者，因此也就不能让他们成为问题的决策者。年轻的父母可以把这种思想经常灌输给老人，大家的沟通慢慢就能达成一致。

来访者：没错，孩子的姥姥就是最溺爱孩子的人，她跟我们的原则都不一样，但是让老人改变行为方式，我觉得太难了。

张医生：改变老人的行为确实比较难，所以要先改变思想。举个例子，过去有的老人说孩子不能上网，上网就会伤害眼睛，实际上正确地上网不会伤害眼睛。这时就需要跟老人沟通，如果孩子不上网，眼睛是不受伤害了，但是孩子的大脑就空空如也了，如果让孩子上网看些该看、该学的东西，孩子会变得越来越聪明、知识越来越丰富，这样老人往往就不会再反对孩子上网了。为什么老人的这个行为会改变呢？原因在于老人过去有一个错误的理念，认为"上网肯定伤害眼睛"，并且老人也知道年轻人确实应该有知识。所以，不能简单地让老人允许孩子上网，而应该询问老人不让孩子上网的原因，了解老人担心的潜在风险，与老人沟通如何规避风险、扬长避短，再把正确的知识传达给老人，慢慢地老人就会改变了。

来访者：对对对。实际上，孩子的姥姥已经意识到孩子这种行为的危险性了。

张医生：最后一点，还需要告诉老人，大人打架的时候通常知道下手的轻重，不会置人于死地，而孩子不像大人。如果继续溺爱孩子，继续纵容这种暴力的行为，孩子打人的时候会变得不顾后果，假如有一天孩子一下把别人的眼睛戳坏了，这种结果就是不可弥补的，不是简单靠钱能够解决的问题了。反过来孩子在打别人的过程中，也可能让自己的眼睛受伤。如果这些严重的事情发生了，又该怎么办呢？所以，孩子只有放弃这些暴力行为才是最安全的。如果让老人认识到这种高度，从保护自己、保护别人的角度去想，行为就容易改变。当然，孩子的行为和老人的行为，都不是一朝一夕形成的，也不是一朝一夕就能改变的，这些事情在很多家庭中都存在。

来访者：没错。

张医生：老人帮着照顾孩子会有很多优点，他们时间充裕，关怀得无微不至，但不好的方面就是刚才说的那些事情，那么大家共同努力把好的方面保留下来，把不好的方面慢慢去掉就好了。

来访者：好的，我的思路清晰了很多，非常感谢。

张医生：不客气，再见！

张 医生点评

祖父母教养孩子的利与弊

祖父母通常时间充裕，有条件花更多的时间陪伴孩子，在生活上对孩子的照顾无微不至，这是祖父母教养孩子最大的优势。然而，由于祖辈与孙辈的年龄差异巨大，并且老年人的成熟度较高，忍耐力较强，只要孩子的行为不涉及安全问题，老人通常都会尽量容忍，对孩子所犯过错的原谅程度也比较高。长此以往，孩子会发现在祖父母面前受到的约束和惩戒都比较少，因而变得恃宠而骄、胆大妄为。而且，在祖父母溺爱的环境中长大的孩子，未来可能由于缺乏团队精神而难以融入现代社会，难以取得更大的成功。

父母与祖父母需要结成"教育联盟"

父母与祖父母在教养孩子方面存在着许多差异。首先，相对来说，年轻的父母与孩子的年龄差距偏小，自身的脾气比较急躁，自我控制能力较弱，对孩子往往比较严厉和苛刻。其次，祖父母与父母往往处于不同的时代，双方阵营的价值观和行为方式都有所区别，即所谓的代沟。当孩子遭到父母的惩戒时，会利用祖父母与父母两代人之间为人处世和管理方式的差异，在"鹬蚌相争"的过程中，坐收"渔人之利"，甚至孩子会拿着祖父母的"令箭"挑拨离间，向父母索要利益，这样各自为政的教育方式显然不利于改变孩子的不良行为，更不利于孩子身心的健康成长。因此，在教育和管理孩子的问题上，全家人需要经常沟通、各抒己见，但必须"先民主后集中"，保持统一的价值观和一致的态度与原则，结成"教育联盟"，交替运用奖励、惩戒等等方法，以奖励为主，这样才能培养孩子更多的良好的行为和习惯，让孩子在正确的道路上逐步成长、成熟。

当然，通常在十八岁之前，人的行为非常容易受到环境的影响而发生变化，而成年之后的行为则难以改变。所幸，案例中的小女儿仅仅三岁，家长大可不必过度忧虑，只要父母与祖父母持之以恒、恰当管教，孩子的行为逐渐改正的概率非常高，未来甚至可能发生翻天覆地的变化。

上幼儿园的儿子变得特别爱哭

案 例概览

　　来访者与丈夫同龄，都是三十几岁，大学学历，儿子五岁多，去年开始上幼儿园。刚去幼儿园时，孩子经常生病，由咳嗽转化为肺炎，并且经常复发，几乎是去一周幼儿园就要休息一个月。半年前孩子开始每天正常去幼儿园，不再生病了。但他变得特别爱哭，尤其早上起来去幼儿园之前会故意找茬不停地哭，比如衣服、鞋子、袜子不合适等等，弄得来访者和丈夫每天早上非常痛苦。孩子在幼儿园里也爱哭，学东西特别着急，常常是老师刚提到要做什么，还没来得及讲该怎么做，他发现自己不会，就会急得大声哭，致使老师无法正常上课。总之，只要是做的事情达不到自己的要求和期望时，就会急得大声哭，而且不停地哭，让来访者夫妇感到非常困扰，不知道孩子为什么会这样，也不知道该拿他怎么办。

咨 询实录

张医生：你好！我是张医生，请讲讲你的困扰吧。

来访者：我想咨询一下关于我儿子的事情。

张医生：你能介绍一下孩子大致的年龄及你与先生的年龄段吗？

来访者：我和先生同龄，都是三十几岁。孩子五岁多，在上幼儿园。

张医生：你和先生的文化程度能告诉我一下吗？

来访者：大学。

张医生：好的，那具体说说你的困扰吧。

来访者：孩子自从上了幼儿园以后变得特别爱哭。如果做的事情达不到自己的期望，一次两次都失败的话，就开始哭。

张医生：上学之前他是个爱哭的孩子吗？

来访者：少，基本上不哭。他去年上幼儿园经常生病，几乎是去一周，就要休息一两个月。半年前才开始正常去幼儿园，可能是因为不愿意去，但又不说，就总是找茬哭，比如他会因为衣服上有褶子、衣服穿得不舒服、袜子不舒服等事情哭起来不停，每天早上弄得我和老公都快疯了。

张医生：如果周末的时候，不用去幼儿园他还哭吗？

来访者：那就没事。

张医生：也就是在家里没事，你送他去幼儿园分手之后他就会哭，对吗？

来访者：对。

张医生：你刚才提到孩子第一年去幼儿园常生病，能说说是什么病吗？

来访者：肺炎。往往送去没几天就得肺炎，孩子先是咳嗽，然后就是肺炎。很多孩子刚去幼儿园都有这个适应阶段，大一点的时候就好了。

张医生：幼儿园一个班里有多少个孩子？

来访者：三十多个吧。

张医生：有多少孩子和他的情况是类似的？

来访者：十几个吧，基本上体质不好的孩子都会这样。

张医生：他看起来很瘦弱吗？

来访者：不强壮。

张医生：你和你先生看起来是比较强壮的？还是比较瘦弱的？

来访者：我俩看上去不是特别强壮，但不怎么生病。孩子今年也好多了，没再生病，去年可能也因为刚去不太适应，比较焦虑，总是哭着喊着不愿意去，现在应该也适应了，所以不

再生病了。我和老师讨论过这个问题，老师说他也不一定
就是因为身体不舒服，让我们每天早上起来多抱抱他，多
和他亲近。这个办法刚开始的时候还挺管用的，平时我看
他在幼儿园和小朋友玩得也比较开心，但是和周末在家里
相比还要差一些。

张医生：也就是他的身体慢慢好了，但是哭的频率增加了，是
　　　　吗？

来访者：是的。

张医生：孩子生病的时候，你刚才提到他咳嗽、肺炎等，医生有没
　　　　有说他有扁桃体炎或者风湿热等情况？

来访者：没有，就说是肺炎，用的药也都是避免发展成肺炎的
　　　　药。

张医生：他现在扁桃体大吗？

来访者：不大。

张医生：医生没有说他有风湿热，只是诊断为肺炎是吗？

来访者：是的。

张医生：小孩多动吗？

来访者：我觉得有点儿，他闲不住，但是也不是特别强烈的那种。
　　　　比如上课的时候，他的注意力也能集中，眼睛的确是在看
　　　　着老师，学到的东西也都能吸收，在班级里也算前几名，
　　　　但手和脚不停地动。

张医生：在班级里成绩比较好，也能坐住板凳听老师把课讲完，对
　　　　吗？

来访者：对。另外我还培养他在家里弹钢琴，希望培养他的毅力，
　　　　他也还算坚持在做。还有一个很困扰的事情就是，他在上
　　　　课的时候，老师刚说完今天要做什么，还没讲这个东西具
　　　　体要怎么做，他听见后发现自己不会，就会边哭边喊"我
　　　　不会做，怎么办"，哭得整个班级不能继续上课。老师安

　　　　慰他说还没讲呢，当然不会做，他也不听。他总是特别惶
　　　　恐自己做不好，老师反映其实教过之后，他做得要比其他
　　　　小朋友好。

张医生：他在课堂上很着急，担心自己做不好，其实不是真的做不
　　　　好，也就是不能耐下心来，对吗？

来访者：对。老师说他现在在班级里改掉这个毛病了，但在家里弹琴
　　　　的时候还这样，一遍两遍弹不好，第三遍就开始哭，边哭边
　　　　喊"怎么总是弹不好"。我和他爸爸总劝他，弹不好没关
　　　　系，多练几遍就好了，弹得好的都是练出来的。他做不好什
　　　　么，我们从来没有责怪过他，都是教他怎么办，他自己总是
　　　　特别着急，只要自己不满意就哭。

张医生：有没有儿科医生和你提过这个孩子有舞蹈病[1]？

来访者：医生只看他身体方面的疾病，像您刚才提到的多动症[2]、舞
　　　　蹈病这些方面的病没给看过。

张医生：舞蹈病是神经系统方面的疾病，而多动症是精神系统方面
　　　　的疾病，听上去你的孩子不像是舞蹈病。你的孩子在班级
　　　　里的学习成绩能进入前三分之一或者前百分之十吗？

来访者：可以的。

张医生：全班三十几个学生，他能排到第几？

来访者：我觉得前五名吧。

张医生：孩子的这些问题是让你焦虑的原因，是吗？

来访者：是的。他总是希望做得很好，一旦达不到自己的需求或期

1　舞蹈病又称风湿性舞蹈病（Sydenham's chorea），常发生于链球菌感染后，为急性风
　　湿热中的神经系统症状。病变主要影响大脑皮层、基底节及小脑，由锥体外系功能失
　　调所致。临床特征主要为不自主的舞蹈样动作。多见于儿童和青少年，尤其多见于5—
　　15岁的女性。

2　多动症是注意缺陷与多动障碍（Attention deficit and hyperactivity disorder， ADHD)的俗
　　称，指发生于儿童时期，与同龄儿童相比，以明显注意集中困难、注意持续时间短
　　暂、活动过度或冲动为主要特征的一组综合征。多动症是在儿童中较为常见的一种障
　　碍，其患病率一般报道为3%—5%。

望，就会哭。

张医生：在你年轻的时候，或者小的时候，有人说你是个急性子的人吗？

来访者：有，我觉得我的脾气比较急，但还不至于像他这样。

张医生：我的意思是，以前你的父母、老师、同学等有没有说过你是个急性子的女孩子，我听上去你讲话语速比较快。

来访者：有的，原来我的确是脾气比较急。

张医生：你先生的性格属于急还是慢的人？

来访者：他不属于特别急躁的人。

张医生：孩子现在晚上睡觉怎么样？

来访者：还可以。

张医生：他晚上起夜吗？

来访者：经常动，盖不住被子。

张医生：有没有过自己半夜惊醒或者起来走动的经历？

来访者：没有，从来没有过。

张医生：晚上说梦话吗？容易受惊吗？

来访者：没有。

张医生：那他睡眠特别深吗？就像我们常说的"睡得很死"吗？

来访者：也不。他就像遗传他爸爸的习惯一样，他爸爸睡觉就总喜欢抱着被子，他也是这样。我晚上经常睡不好，就是要不停地给他盖被子。

张医生：这说明孩子的睡眠深度较浅。孩子有枕秃的情况吗？

来访者：没有。

张医生：医生有没有说过他有缺钙的情况？

来访者：小的时候有一点儿，现在也没有了。

张医生：到几岁的时候医生就认为他不缺钙了？

来访者：大概三四岁的时候就不缺钙了。

张医生：你观察他的腿长得直吗，还是有点罗圈腿，看上去很细？

来访者：腿长得挺直的，但比较细。他的体形特别瘦，我也没往其他方面想。

张医生：他的头发和其他小朋友相比长得比较浓密吗？

来访者：属于正常。

张医生：有没有在帮他收拾床或者洗澡的时候发现掉很多头发？

来访者：没有。

张医生：他有没有和你说过，他睡觉时爱不爱做梦？有没有半夜被吓醒之类的情况？

来访者：没听他说过，晚上睡觉他也没被吓醒过。

张医生：他是不是放假时的症状比开学时轻一些？

来访者：是的。因为一放假他就特别开心，每当要开学的时候就会很沮丧。比如常常周日的时候就会很难过地说"明天又是周一了，我又得去幼儿园了"。老师教我早上要多抱抱他之后，稍好一点。

张医生：一周之内，他不太可能每天都这么爱哭，有没有好一点的时候？

来访者：有的。

张医生：好的时候他做的有什么不一样呢？

来访者：自从按照老师说的早上起来多抱抱他之后，早上这顿哭基本上没有了，但是弹琴或者做其他事情达不到他的期望时，就会哭。还有一个明显的现象就是做游戏不能输，尤其连续输几次就受不了了，也会哭，下围棋时输的话能气到拿棋子砸人。

张医生：看来这是个气量比较小、心胸狭窄、不是拿得起放得下的孩子，对吗？

来访者：我觉得是的，他承受不了失败。

张医生：这个孩子喜欢什么体育运动吗？比如打球、游泳、跑步之类的体育运动？

来访者：没有。我现在在培养他拍球，游泳还没学呢，我觉得还有
　　　　点儿小。另外我看其他的孩子都学滑旱冰，他不学，怕摔
　　　　倒了。

张医生：有没有他觉得比较安全的运动？

来访者：我觉得玩起来的话他都还可以，比如拍球，才学了两三
　　　　次，现在单手一次能拍两百多个。

张医生：那很好。我明白了，咱们现在分析一下这个孩子。看上去
　　　　他有焦虑症[1]，表现在以下几个方面：第一，焦虑症的人
　　　　耐挫性较差，这个孩子承受挫折的能力比较弱，遇到挫折
　　　　就会哭，哭是他焦虑的症状；第二，他表现得比较急，老
　　　　师说要学会做的东西，得老师讲完后经过练习才能会做，
　　　　他都等不到老师讲，就急着要会做；第三，他存在分离
　　　　焦虑，上学之前你抱抱他，就会感觉比较好，放假在家的
　　　　时候感觉比较好，强制送他去幼儿园就会很难过，不停地
　　　　哭，这三个症状都是焦虑的不同表现。

来访者：哦，我明白了。那他焦虑的症状是怎么得来的呢？

张医生：大部分原因应该是遗传因素造成的。一般情况下，焦虑症
　　　　状五岁以前遗传父母的概率比较高，成人以后大部分原因
　　　　是后天的很多因素造成的。刚才我也问过你和先生谁的性
　　　　格比较急，孩子遗传了你的急脾气；再加上你先生睡觉时
　　　　总是动来动去的，这说明他的睡眠比较浅，一个深度睡眠
　　　　的人腿几乎是动不了的，恰恰孩子也和他爸爸一样在睡觉
　　　　的时候动来动去。

来访者：的确是这样的。

张医生：另外，我刚才问了你很多关于孩子是否有舞蹈病和多动症

1　焦虑症（Anxiety disorder）：焦虑是最常见的一种情绪状态，指对未来要发生的事情一
　　种紧张、担心、不确定感。但是当焦虑的严重程度和客观事件或处境明显不符，或者
　　持续时间过长时，就变成了病理性焦虑，称为焦虑症状，符合相关诊断标准的话，就
　　会诊断为焦虑症，也称为焦虑障碍。

的症状，其实是在做鉴别诊断，你的孩子并没有这两个更严重的疾病。扁桃体经常发炎、链球菌感染的人，会破坏基底神经节，就会患舞蹈病；患多动症的儿童学习成绩都会不好，因为他坐不住板凳，完不成学习任务。而你的孩子爱动是焦虑引起的，他能坚持听老师讲课，加上父母都是大学毕业，智商的遗传因素较好，学习成绩在班级里排前几名，因此也不是多动症。

来访者：谢谢您！我现在知道他为什么这样了，那该怎么治疗呢？

张医生：一般五岁以内的孩子有焦虑的症状，我们不建议用药，目前他也没有较大的学习压力。治疗焦虑症最常用的办法就是让他坚持一定强度的体育运动。体育运动能抗焦虑，没有副作用，是最健康的办法，但要注意孩子的安全。你刚才提到他身材瘦弱，睡眠较浅，食欲应该也不会很好，运动之后孩子若能吃得饱、睡得好，焦虑自然能减少一半左右。所以要选择一种他喜欢的运动，保证他的运动强度，避免选择会让他产生焦虑的运动。如果孩子不怕水的话，游泳是降低焦虑非常有效的运动。通过运动让孩子强身健体、降低焦虑的同时，再发展他的音乐、美术等其他方面的爱好，也能让他得以放松。如果小学毕业后他仍没有变化，就要考虑药物干预了，但是小学毕业前不建议用药。

来访者：好的，我知道了。

张医生：除了运动和兴趣爱好，家长还要做个焦虑笔记，观察孩子哪天比较放松，哪天特别焦虑。为什么？总结规律寻找他的成功经验，今后多重复做有利于减少他焦虑的事情，减少甚至不做使他焦虑的事情。这样观察六个月，我们就能够找出对他有效的治疗方案。

来访者：我觉得您分析得特别对，谢谢您！

张医生：不客气！希望今天的讨论能对你有所帮助。

来访者：帮助非常大，谢谢您！

张医生：不客气，再见！

来访者：再见！

张 医生点评

（生病时尽量要从生物、心理、社会三方面综合评估病因）

很多人身体不适或者某些症状多次复发时，总是一味地认为是单方面的生理疾病，尤其去医院检查后没有器质性病变，就认为自己根本没问题，结果时间长了可能会让自己变成生理和心理都有问题的"原生态病人"。很多家长面对孩子的问题时也是如此，孩子很多生理方面的疾病也会引起心理问题，所以面对疾病时，不仅要早发现、早治疗，还要从生物、心理、社会三方面综合评估病因，对症下药，避免将急病拖成慢性病，家长和孩子都承受病魔带来的痛苦。

（家长要有策略地应对爱焦虑的孩子）

治疗孩子的焦虑最重要的是要锻炼孩子的耐受力和抗压能力，平时要增加他的体育运动强度，提高他抗挫折的能力。把体育运动和听音乐等孩子喜欢的事情当做治疗手段，变成常规的训练，长时间训练后就能提高孩子应对挫折的能力，进而降低孩子的焦虑水平。这些事情都做了，焦虑依然存在，再考虑用药物治疗。另外，学校方面针对这些爱急躁的孩子，老师也要寓教于乐，通过一些他们喜欢的活动或游戏来帮助孩子降低焦虑。当他们随着年龄的增长慢慢变得成熟些，再加上平时的抗压训练，他们的未来才会和其他正常人一样丰富多彩。

做事快不等于做事急

　　做事快意味着做事有效率且效果好，而做事急躁会导致粗心马虎、浮皮潦草，反而会影响效果，事倍功半。目前有很多孩子都存在做事急躁的问题，家长要在孩子形成做事急躁的性格之前，及时、主动地干预，凡事都是欲速则不达。孩子一味地追求速度，就忽略了做事过程中的体验和收获，事后也就不会有反思和沉淀，永远都是为了快而做事，那么孩子就难以获得进步和成长。因为很多事情不是越快越好，对于正在成长的孩子来说，关注他们的进步和成长中的收获比做什么都快更加重要。

对刚上小学的女儿严加管教，错了吗？

案 例概览

　　来访者是位三十几岁的母亲，大学学历，在国企工作。因丈夫工作的原因，两个人属于"周末夫妻"，平时都是来访者自己带着正在读小学的女儿生活。来访者以前是个兴趣爱好广泛的人，喜欢写毛笔字、画国画等等，自从结婚有了孩子之后，所有的兴趣爱好都被孩子、工作以及各种琐碎的家务事所淹没，完全没有时间去做自己喜欢的事情。长此以往，来访者的压力和情绪缺乏宣泄的途径，不自觉地全部都指向了孩子。每当孩子的考试成绩达不到她的要求，家庭作业因粗心、马虎而犯错，或者因孩子成绩下降被老师请去谈话等，都会导致来访者控制不住情绪向孩子大发雷霆，致使才读小学的孩子几乎没有玩的时间，学习注意力不集中，成绩下降。最让来访者感到不平衡的是，丈夫每个周末回家都要拿出部分时间去打球，而自己却要为这个家牺牲自己的全部爱好，这些怨气也一并都撒到孩子身上。来访者知道很多时候并不全是孩子的错，但就是无法控制自己的情绪，不知该如何调整自己。

咨 询实录

张医生：你好，我是张医生，请讲讲你的困扰吧。

来访者：您好，张医生，我的困扰是关于孩子的学习问题。我女儿现在上小学高年级，之前都是与奶奶在一起生活，幼儿园开始才真正回到我身边。我女儿在文体方面很有天赋，舞蹈、乐器和球类都很有悟性，进步特别快。上学后我就对她要求非常严格，成绩都要在95分以上，即便达不到这个分数，我也不能接受她因为粗心、马虎犯错误，否则就会严厉地训斥她。所以，孩子现在很受打击，成绩越来越不好。我现在已经意识到自己的教育方式不得当，但不知道该怎么做才能弥补过去的错误，改善她对学习的态度。

张医生：让你困扰的是孩子现在成绩不够好，达不到你的要求？还是因为她厌学？

来访者：是成绩达不到要求。她上课的注意力不够集中，课堂上的听课效果不好。

张医生：她自己是个爱学习的孩子吗？

来访者：挺爱学习的，也能学进去，就是时间分配不好，总是害怕自己犯错误。以前在同龄的孩子中，她算胆子大的，什么都不怕。后来是我担心她的安全问题，就限制她做很多事情，只要犯错误我就严厉训斥，慢慢使她变得胆子特别小，做什么事情都怕犯错。

张医生：她与班级里的同学相比，成绩怎么样？

来访者：中等，有时还中等偏下。我盯得紧一点成绩就好点，一放松就滑坡得特别快。

张医生：她平时有没有什么兴趣爱好？不学习的时候都做些什么呢？

来访者：兴趣爱好很广泛，她平时除了学习就是去上课，可能也是因为没有玩的时间，她总是边学习边玩，做事拖拖拉拉的。

张医生：一般情况下，一个人在小学阶段的学习成绩与未来能否成功的相关性是最小的，只要她不是班级的最后几名就可以。你的孩子现在是应试成绩排在中游，但兴趣爱好广泛，没有不良习惯，因为没有玩的时间，导致学习时注意力不能集中。而你刚才提到她喜欢学习，所以你现在不用为她的学习成绩感到着急。

来访者：哦，那这个阶段的孩子什么比较重要呢？

张医生：小学阶段的道德品质和素质教育是非常重要的，比如是否具有正确的价值观，能否德智体美劳全面发展，是否养成爱读书、学习的习惯，是否知道孝顺父母，是否拥有快乐的童年，等等。而高中阶段的学习成绩很重要，因为影响她上什么大学，做什么工作。另外，孩子的很多兴趣爱好被你抑制了，玩的时候心里不踏实，总是得不到放松，所以学习的时候很难集中注意力。这个年龄段的孩子都比较爱玩，让她快乐地长身体、长智力比让她考个好分数更重要。如果能给她找个学习小组，同龄的孩子一起玩一起学，或者家长和她一起玩，孩子放松了、高兴了，再学习，效果就会好很多。这样才能保护孩子的创造性，培养她的思考能力和独立生活能力，让她"先成人、后成才"，避免变为"高分低能"的孩子。我这样讲你能理解吗？

来访者：我能理解，能再讲讲我具体该怎么做吗？

张医生：首先，培养并发展孩子的兴趣爱好。孩子感兴趣的活动，大人愿意的话，就陪孩子一起去；如果不愿意，就让孩子与那些有共同爱好的小朋友们一起玩。孩子得以充分的放松后，剩下的时间就可以好好学习了。如果她喜欢的事情被家长抑制住，除了学习什么都不允许做，她就会对什么都失去兴趣，怎么能踏踏实实地学习呢？第二，有时孩子一个人学习会感到枯燥、无趣、坐不住，帮她找个学习小组，大家一起学，一起活动，有利于激起她的兴趣。你越是对她管教、责备和控制，她就会变得越违拗，进入初中后这种情绪会更加严重。

来访者：我该怎么培养她读书的兴趣呢？

张医生：你刚才不是提到她爱学习吗？让她多读自己喜欢的书。

来访者：我说的爱学习是指她不厌学，也不是特别爱学。平时因为时间的关系，书读得特别少，写完作业也不会主动去看书。

张医生：她有没有爱学的科目呢？

来访者：有的。

张医生：那就多学这个科目，通过读喜欢的、感兴趣的书，培养爱读书、爱学习的习惯，做自己喜欢的事情就容易养成一种习惯。如果孩子哪个科目都不喜欢，看到字就烦，或者全家没有一个人爱读书，培养孩子爱读书的习惯就非常困难。对于这个年龄段的孩子来说，"身教重于言教"，如果家长每天在看书，从中寻找乐趣，孩子慢慢就会养成这样的习惯。大人可以通过孩子读的书、看的电影、网上的某些事件等与她讨论，让她发表自己的看法；或者给她一个命题，让她通过思考和查资料和你辩论，当然话题都是她感兴趣的，慢慢养成她爱读书、爱查资料的习惯以及思辨的能力，她会越来越聪明。

来访者：有没有这方面的书籍让我作为参考？

张医生：关于应试教育和素质教育的书籍非常多，网上也有很多相关的信息。通过讨论关于她感兴趣的话题，刺激她变为能够独立思考、有创造性的人，对她的一生都有好处。

来访者：我女儿爱看动画片，只要不提醒她，她就会没完没了地看。

张医生：她每看完一段你就可以和她讨论，每一集、每一个故事都有主题或者寓意，她能看得出来吗？为什么主人公要那样做？这个故事想告诉我们什么？通过对这类问题的讨论形成她爱思考的习惯。

来访者：我在家陪着她可以这样做。平时我上班就剩她自己在家，做完作业后是她的自由时间，我就不知道她在做什么了。

张医生：自由时间可以做她喜欢的事情，但做了什么要写下来或者等你回家之后告诉你，这样你就可以与她讨论其中的某件事，无论是看电影还是动画片等。孩子的习惯都是家长一点点培养出来的，像我们刚才讲的独立生活能力、勤于思考的习惯、创造性的思维、善于思辨的能力等，都需要家长积极参与这样的培养，远远比让现阶段的她考高分、背答案重要。

来访者：还有件事情，我女儿特别想养一只小狗，现在正好有个朋友要送给我们一只。但我觉得带着她生活已经很吃力了，没有时间再照顾小狗。我就和她说养小狗可以，但前提是她要考班级的前十名，以后小狗的一切都由她自己打理，我一点儿都不管。张医生，您觉得我这样做是正确的吗？

张医生：正确的。一方面是将这件事作为她成绩好的奖励，如果成绩下降了还要将小狗抱走作为惩罚；另一方面养一只小狗需要很多的耐心和精力，除了要用心照顾它吃、喝、睡，还要定时带它出去遛弯儿，照顾小狗的同时培养孩子有爱心和负责任的能力，也增加孩子锻炼身体的机会。

来访者：我担心她不能持之以恒。我和她讲过如果坚持不下来，就立刻把小狗送走。

张医生：对的。和她讲清楚你没有时间和精力照顾小狗，如果她喜欢就要负责到底，人们往往会因为喜欢某件事而为它做出牺牲。如果给小狗喂食不规律，可能会导致它得胃病，同时还要定期给它洗澡，上网查什么时间需要注射哪种疫苗，不同阶段易得什么疾病，去哪里看医生，等等，这些事情都要提前告诉她，如果她依然坚持要养，只要不影响学习，就没有问题，还可以养成她做事情有计划、多查资料和独立动手的习惯。

来访者：我明白了，如果不影响学习，这还是件好事呢。

张医生：对。前提是她得喜欢，就像我们刚才提到的，她喜欢什么就让她做什么，家长要在她喜欢做的事情里锻炼她某种能力，长大后她才能成为快乐的、有智慧的人。

来访者：还有个问题，关于我女儿做事情的毅力问题。她比较喜欢跳舞，学舞蹈已经六七年了，得到老师的表扬和鼓励时，就兴高采烈地继续去上课；一旦被老师批评或感到累的时候，就说不学了，再也不去了。

张医生：这个年龄段的孩子都是愿意听到表扬的，你和老师把她的这个特点说明，建议老师少批评、多表扬、多鼓励，她就会更努力、更用心地学。一般情况下，老师都会尊重家长的意见。

来访者：我女儿在班级的成绩很不稳定，时好时坏，老师觉得她是个聪明的孩子，总想让她成绩更好。只要她成绩下降，老师就把我叫到学校进行批评教育。时间长了，我也害怕总被老师叫过去，所以每次回到家我就很生气，总是控制不住对孩子发脾气，我知道这样不对，但我该怎么控制呢？

张医生：这样对孩子的确不好，小学阶段的孩子主要还是以表扬、鼓励为主，不能总是责备、批评，这容易挫伤她的自尊心，打击学习的动力。关于你的情绪控制问题，要看到底是什么原因，是工作压力大，还是夫妻关系不和谐，又或者是自己的情绪宣泄渠道比较少等原因。很多时候，家长对孩子发脾气不是因为孩子做得不好，而是因为家长把孩子当做情绪宣泄的对象和工具。要想正确地对待孩子的不良问题，家长需要多做自己喜欢的、能让自己减压的事情，让自己成为快乐的、心平气和的人。

来访者：我主要是工作时间有问题，经常要加班到晚上八九点，不能陪孩子做作业，也不能让她按时吃晚饭。我回到家做饭、吃饭后，最快也要9点多，还要检查她的作业，很多时候孩子都睡着了，检查出错误也得把她叫起来改错，因为第二天要交作业的。一般这个时候我就会非常生气，控制不住要发脾气。另外，我原来是个有爱好的人，但早已经被工作、家务和孩子淹没了。孩子的父亲只有周末回来两天，还必须要花半天的时间去打球，对此我非常反感，也很不平衡。他在外地工作，每天下班后都可以去打球，偏要利用回来休假的时间打，而我喜欢写毛笔字，喜欢国画，完全没有时间去练习，他回来什么都不管，所以，我就把怨气都撒到孩子身上了。

张医生：你刚才已经提到了解决方案。首先，和你爱人商量，两个人交替进行减压。平时，他每天下班后可以去打球，通过打球来放松，缓解压力，这期间你就多付出一些。周末他回到家后，就轮到你出去做自己喜欢的事情来减压，他要为孩子、为家庭牺牲一点。像以前一样的话，你的情绪、压力没有宣泄途径，会影响对孩子的教育。第二，如果周末两个人都不能妥协，只有找个钟点工来做家务或者请住在你家附近的亲属帮忙照顾孩子。第三，还可以与几位同事合作，周末把几个孩子集中到一起，用值班的方式每周安排一位同事留在家照顾孩子，其余几位都去安排各自的活动，这样你就每周都可以拿出时间来给自己减压，下周就会有充沛的精力来应对工作和孩子。我这么讲能对你有帮助吗？

来访者：非常有帮助，谢谢您！

张医生：不客气！再见！

来访者：再见！

张 医生点评

教育孩子时要让孩子"先成人、后成才"

我认为在小学阶段，培养孩子的德智体是最重要的，得先让他学会做人，知道什么是对、什么是错，再学会做事，然后才能学会赚钱。因此，在小学阶段培养孩子的道德品质是非常重要的。只有应试教育的环境才会出现格外关注孩子学习成绩的做法，认为孩子的人生不能输在起跑线上，不能输在小学阶段。其实，通过观察那些成功的人就可以发现，小学的成绩和以后的人生能否成功几乎没有相关性，但小学乃至初中时形成的道德品质，在未来的人生中会产生很大的影响。本案例中来访者的孩子在我看来明显不是道德品质不好，只是爱好广泛，不太注意学习，学习成绩不好，在这种应试教育系统下，暂时的成绩不好也许并不是什么坏事，"高分低能"才真的可怕。这个阶段的孩子兴趣爱好广泛，家长要鼓励、发展他们的兴趣爱好，通过兴趣爱好来培养他们的某种能力，锻炼他们的智慧和独立生活能力。拥有正确的价值观和快乐的童年，比考个高分更加重要。素质教育不是一句口号，而是具体的行动。

家长自己的负性情绪避免向孩子宣泄

对于家长来说，不论孩子哪方面做得不好，也不能把孩子当做自己情绪的宣泄工具。本案例中的来访者相当于把孩子当做自己的治疗师、情绪的平衡器了，高兴就表扬几句，不高兴就冲孩子发火，再不高兴就拉过来打一顿，这样做肯定不利于孩子的成长。所以我一直认为成功的孩子一般都和父母的关系不大，失败的、有问题的孩子多数都和父母有关。如果再分男女的话，和母亲的关系更大，并不是因为女性有什么基因专门把孩子教坏，而是因为母亲从生到养和孩子那种特殊的连接比较多，在一起的时间比父亲多，所以母亲身上一些不良的习惯对孩子的影响就非常大。不论父亲是否优秀，因为照顾孩子的时间比较少，影响也就比较小。小孩的问题是家庭的问题、学校的问题、社会的问题，很少是他个人的问题。在绝大多数的家庭里，除了那种社会角色倒置、换位的情况，一般都是母亲在孩子身上花时间比较多，所以家庭里面母亲这个角色就变得非常重要。既然母亲这么重要，我们社会就该多为她们提供资源，包括在家里的时间安排、工作方面的减压等，不能要求一个女人出去像男人一样打拼，回到家里还要承担第二份全职工作——带小孩、相夫教子等等，这样做对女人就不公平了。该如何设置一些机制来保证她们的身心健康，让母亲们每天快快乐乐地承担家庭和社会乃至未来对我们民族都有影响的责任，这是整个社会都需要讨论的问题。

培养女孩"有才"不等于培养成"女强人"

对于女孩子来说，一生中有三次机会可以决定她过怎样的生活。一是出生在什么样的家庭，二是嫁给什么样的人，三是能否跟对人、做对事。出生家庭是没办法选择的，那么能否嫁得好、干得好对女孩子来说就是至关重要的。中国古代有句话叫"女子无才便是德"，我觉得这是有道理的，但这里的"无才"不是机械的指不接受教育，什么都不会，主要是指一个女人的可爱、可人，有良好的修养，能相夫教子比她的才能更重要。我们从古代的"无才"走向现在的"有才"，现在这个"有才"的"才"太多成分是与工作技能有关的，但对女人来说这中间还得有个嫁人的技能。虽然现在的社会非常开放，给女人提供了很多可选择的就业机会，但这并不是要把孩子从小学就开始往能顶半边天的"女强人"或"战天斗地铁姑娘"的方向培养。因此，现代社会的女人既不是没有接受过教育的"无才"，也不是只追求女强人的"有才"，应该是两者之间的状态会比较好。一个小女孩的爱好广泛，聪明可爱是非常重要的，高中以后再培养她应试的技能、生存的技能也为时不晚。如果从小就把她变为读书匠，长大后再变成教书匠，慢慢再变成一个铁姑娘，人人见了都感觉她像个暴徒，怎么可能会嫁对人，做对事呢？这些需要家长在认知上有个非常重要的提高。而不是一味地在爱的名义下，不让孩子的人生输在起跑线上，从小就把孩子培养成女专家、女强人、女能人。对于大多数的女人来讲，最好是能在生活中树立一个偶像，想变为和她一样的女人，就朝着那个具体的方向努力。但无论如何，女人如果选择做玫瑰就好好地做玫瑰，尽量不去做铿锵玫瑰和带刺的玫瑰。

女儿突然拒绝上学

案 例概览

　　来访者为一位中年男士，自营生意。来访者读小学的女儿近一个月来突然有不想上学的念头，回到家里总是哭泣，让来访者感到很不解。通过问询我们了解到，小孩的变化是从上个月来访者回老家办事情开始的，为什么来访者短暂的离开就让小孩产生了不愿上学的念头呢？小孩提到害怕语文老师，究竟老师又有什么可怕之处呢？

咨 询实录

张医生：你好，我是张医生，讲讲你的困扰吧！

来访者：我的孩子突然不愿意上学，回到家就哭。我们都不知道是什么原因，而且我一直也没惯着孩子。

张医生：你的孩子多大年龄了？上几年级？

来访者：上四年级，十岁。

张医生：你说突然是指的多长时间？这个星期？这个月开始的？

来访者：从上个月下旬开始，我回家去了一天半的时间，孩子就打电话给我，说"爸爸我特别想你"，就在那哭。

张医生：在这之前都没发生过不想上学的现象，是吗？

来访者：没有。

张医生：孩子是男孩还是女孩？

来访者：女孩。

张医生：你刚才说你回家去，你和孩子平时不住在一起吗？

来访者：不，我们住在一起，我是回老家去办个事情，到了老家，孩子就给我打电话，我跟她讲我第二天就回来了，结果回来之后她就不想上学了。

张医生：你的太太在家里，是吧？

来访者：在家。

张医生：唯一让小孩有变化的就是你回老家了，那为什么你都回来了她还不想上学呢？

来访者：我问过她了，她也说不出什么，我觉得孩子还是有点事。就在今天，她又有些反常，坐在家里哭，说不想上学，我问她为什么，她说她怕语文老师，我问老师是不是批评你了，她说没有，就是见了语文老师心里发憷。

张医生：她是害怕语文老师哪个方面啊？是老师人特别凶，说话凶？还是体罚她了，或者是当场提问给她难堪了？

来访者：她说她怕留到学校，背诵、默写什么的。

张医生：这个老师布置的任务是让大家默写、默记，她表现不好，是这样吗？

来访者：她也不是表现不好，我问过语文老师，老师讲她的记忆力很好，而且这两次测验也都考了九十多分。

张医生：那蛮好的，看起来她并没有因为怕这个老师而影响成绩，那她到底怕这个老师的哪个方面？是老师人比较凶还是教学方法让她不喜欢？就比如怕老虎，是怕老虎的叫声、体型，还是什么？

来访者：哦……她就是怕老师留她。

张医生：怕老师把她留下来？训她？

来访者：每天下午放学后，哪些孩子没有默写、背诵好的就会被留下来，她就怕这个。

张医生：这是一种恐惧心理，实际上她会被留下来的概率有多高呢？

来访者：嗯……不是太高。

张医生：就是她大部分情况下没有被留下来，但特别担心被留下，是这样吗？

来访者：对。她总是在周六的时候去想象周一的事情，担心做不好。

张医生：那我听明白了，呵呵。在家里，她好像比较黏你，你离开两天她就受不了了。她黏妈妈吗？

来访者：不，不黏妈妈，她六岁之前都是我照顾的。

张医生：你以前出差或是临时离开，她都会不好受，看到你就会好了，是这样吗？

来访者：对，对，就是这样，她白天在家什么事都没有。

张医生：因为她知道你会下班回来，是这样吗？

来访者：对，我的工作一般是上午完成，中午我就到家了。

张医生：就是她每次到家的时候，你已经在那了，对吗？

来访者：对，对。

张医生：我听明白了，你能遇到问题及时求助于心理医生，这非常好。你的孩子出现了焦虑的状态，已经接近临床诊断标准，表现在两个方面：第一，你一离开，她就害怕，这是分离焦虑；第二，总是担心被老师留下来，这种担心和事实是不符合的，所以焦虑的人总是把这种担忧放大，明明知道爸爸很快回来，知道自己不会被留下来，还是忍不住担心。

来访者：哦，哦。

张医生：那现在怎么去帮她呢？我们一起来讨论一下，你的小孩有没有自己喜欢的体育运动？

来访者：有，跳绳。

张医生：好，那你现在就让小孩一个星期内至少有3—4次去做这项体育运动，每次不少于15分钟，通过这种方式来降低她的

　　焦虑。当然，在这里要注意不是饭后立马运动，那样容易得阑尾炎，也不是睡前一小时运动，那样容易睡不着觉，在这两者之间找一个时间段，你带着她，督促她去运动，还可以多找一些小伙伴过来，给她制造一种良好的氛围。

来访者：嗯。

张医生：第二，你有没有注意小孩平时喜欢听哪些音乐，能让她放松下来的？

来访者：有。

张医生：哪一种？

来访者：就是流行音乐吧。

张医生：哪一个歌手的，或是哪种类型的？

来访者：这个我倒不是很清楚。

张医生：这里面，你要注意帮助小孩去筛选一些歌曲，保证里面的内容是正向的、积极的，因为我们的目的是降低她的焦虑，不能是那种负性的、颓废的歌曲。这样在保证小孩安全的情况下，可以让她每天在路上，或是什么时间，至少听上半个小时。上面咱们说的就是体育和音乐治疗，来降低她的焦虑，通过两三个月的时间来观察焦虑水平是否降低，然后再做进一步评估和干预。

来访者：嗯。

张医生：所以你的小孩的焦虑症状很清楚，还没达到疾病的程度，但是需要赶快来治疗，这不是特别严重的问题，是可以治好的。同时这跟小孩从小的抚养方式有一定的关系，一般来说，"温室里的花朵"容易担心这个担心那个的，过度保护就容易让小孩黏人了。现在关于小孩的症状是怎么回事，该怎么治疗，你清楚了吗？

来访者：清楚了，非常清楚了。谢谢您！

张医生：不客气，再见！

张 医生点评

"温室里的花朵"难经风雨

父母如果过于溺爱、过度保护孩子，使得孩子过于依赖自己，孩子就很容易变成"温室里的花朵"，难以独立，并且遇到问题时抗压、抗挫折能力变弱。

这样的小孩很容易出现分离焦虑，离开父母就会难过、焦虑，甚至影响上学；久而久之还会泛化成其他的问题，如表演焦虑，难以在陌生人面前表达、演讲，课堂上不敢发言，等等。甚至有些小孩演变成了"未雨绸缪"的情况，对于没有发生的问题，或者原来自己可以处理好的事情也感到恐惧和紧张，总是有种"山雨欲来风满楼"的感觉。这些恐惧、紧张都是和焦虑有关，是焦虑的不同表现形式。

遇到类似的情况，家长不可再继续溺爱、过度保护小孩，而应逐渐"淡化"自己的作用，培养孩子的独立性。学校里的老师也可对这些孩子多加鼓励，增加他们的勇气和信心。

科学认识身心问题与疾病，及时就医

随着人们科学素养的提高，越来越多的人开始注意身体健康，注重身体检查与治疗，然而人们对于心理问题的认识和了解还知之甚少，更多的时候是用愚昧的思想去解释人们已经出现的心理问题。如同本案例中来访者女儿的问题，有些家长可能会不以为然，有些家长可能会鲁莽处之，而很多学校也未必能有科学的认识。在我们身边，无论是校园里、职场中，抑或是家庭中，因为未能科学认识自己和他人的心理问题，逐渐演变成疾病和悲剧的并不少见。心理疾病如同身体疾病一样，越早重视、越早治疗，治疗的效果也会越好。

小学升初中考试失利的我
还有未来吗？

案 例概览

来访者是个小学毕业即将升入初中的男孩儿，刚刚参加完小升初考试，自诉平时的学习成绩还可以。来访者在考前认为此次考试非常重要，所以心里非常紧张，直到考第二科的时候才平静下来，所以前两科发挥得都不好，导致最终的考试结果也不理想。这么"重要"的考试发挥失利，让这个小男孩儿非常自责，成绩出来之前变得非常烦躁，没办法在一个地方耐心地待着，总是不停地想结果不好该怎么办。成绩出来后又担心自己在以后的重大考试中还会因为紧张、恐慌出现同样的问题，不知道该如何避免。同时，这次考试的失利也让这个小男孩儿的自信心受到了打击，觉得这次失利会影响到自己的前途和未来，所以有很强的挫败感。

咨 询实录

张医生：你好！请讲讲你的困扰吧。

来访者：您好！我的困扰是为什么考试之前心里很紧张。考第一科时心里没底，考第二科时才能平静下来。

张医生：你每次都是第一科或前两科考不好吗？

来访者：嗯。

张医生：你过去一直是这样吗？

来访者：小学升初中的考试是这样。

张医生：你平时考试并不紧张，对吗?

来访者：我在升初中考试之前觉得这次考试非常重要，心里很紧张。

张医生：也就是说你平常在班里学习挺好的，只有这次小学升初中考试没考好，对吗?

来访者：对。

张医生：这次没考好，影响严重吗?

来访者：还可以。

张医生：那你今天来主要想讨论一下如何避免在未来的一些重要考试里出现紧张、恐慌、考不好之类的问题，对吗?

来访者：对。

张医生：你近几天的心情怎么样?

来访者：在成绩出来之前心情很烦躁。

张医生：你现在是自己感觉没考好还是已经知道考试结果了?

来访者：已经知道结果不好了。

张医生：但后果不是很严重，对吗?

来访者：嗯。

张医生：你心情不好到什么程度?

来访者：就是没有耐心在一个地方待着，脑子里总是出现如果考不好会怎么样之类的问题。

张医生：你已经考完多久了?

来访者：前两天考的。

张医生：才考完两天，这么快成绩就出来了吗?

来访者：对。

张医生：父母有没有责备你?

来访者：没有。

张医生：那挺好的，你很幸运。你下一步的计划是什么呢?

来访者：计划就是去上初一的课吧。

张医生：你可能是第一次因考试而心情不好，平常是不是也有过因
　　　　其他事情导致心情不好的时候？

来访者：有过。

张医生：过去心情不好的时候都做什么呢？

来访者：一般都是做运动，放松自己。

张医生：喜欢做什么运动呢？

来访者：打篮球、跑步。

张医生：运动之后心情怎么样？能好一点儿吗？

来访者：心情可以平复下来。

张医生：找人聊天会心情好些吗？

来访者：……

张医生：那我换个方式问，这次考试不好你去打球、跑步了吗？

来访者：早上起床的时候跑完步去参加的考试。

张医生：你现在已经知道结果不好，这两天心情不好的时候你有去
　　　　打球、跑步吗？

来访者：没有。

张医生：为什么没去呢？

来访者：我考完试就一直在埋怨自己，在哪都待不住。

张医生：你之前试过心情不好的时候去打球和跑步，能让你心情好
　　　　些，是这样吗？

来访者：对。

张医生：那现在你心情不好，也应该与主题训练营[1]的老师商量多出
　　　　去运动，这样能让你的心情平复一些，缓解你目前"如坐
　　　　针毡"的感觉。因为你之前试过这些办法是有效的，现在
　　　　做这些有困难吗？

来访者：没有。

1　相当于团体咨询，把有类似症状的孩子或成人放在一起，围绕核心症状的主题进行集
　　体训练，这种集体训练可以起到相互督促的作用。

张医生：除了多运动，下一步你还需要和主题训练营的老师共同分析一下，这次考试没能考好，除了临场发挥的问题之外，是否还有考前准备不够充分、考前没找过家教、考前没有休息好等其他原因？这样才能避免下次重要考试时再出现同样的问题。如果试卷上的问题你都知道答案，就不会那么紧张了，不知道答案时才会紧张，对吗？

来访者：对的。

张医生：你刚才提到总是考前两科很紧张，后面就会放松下来，是因为前面的考试让你发现自己的准备还可以，所以会比较镇定，是这样吗？

来访者：是的。

张医生：那你就在平常把该知道的都充分准备好，多备战，多演习，后面的考试就会好很多。在我看来，你除了紧张的心理原因之外，还有准备不够充分的原因，是吗？

来访者：是。

张医生：在你这个年龄能坐住板凳好好学习是一件很不容易的事情，所以大部分小孩都和你的情况一样。那下次做好充分的准备，再加上多运动，就会好很多。我还想了解一下，这次没能考好对你有没有自信心方面的打击？比如觉得自己很笨，不如其他同学优秀，前途渺茫之类的感觉？

来访者：有。

张医生：这方面也需要和主题训练营的老师多分析一下，小学升初中的考试和你未来的人生是否成功没有什么相关性。我们发现高中学习的好坏与你上什么大学有关，大学时期全面技能的培养程度与你的择业有关，所以你这次考得不好只是一个小挫折而已，只要你高中考大学时、大学毕业择业时别出错就不会给你带来什么影响。我这样讲你心情能好一些吗？

来访者：嗯，好一些。

张医生：今天你还有什么其他的问题要讨论吗？

来访者：我只有这个问题。

张医生：好，那我把咱们今天讨论的问题小结一下。第一，用你过去用过的方法来使你心情变好，所以接下来要加强打球、跑步，能加速你心情的平复。第二，要研究一下这次考试失败的原因，很多小孩是因为考前准备不够充分，复习策略不好，有的是学习不用功，还有的是临场发挥不好，看你是哪方面的问题，尽快和主题训练营老师商量如何改变，如果都有问题，就全面加强。第三，小学升初中在整个人生中并不是一次最重要的考试，所以不必把这件事放在心上，认为它是人生中很大的一次失败，其实只是一次小的挫折，只要高中升大学、大学后择业这两关能把握好，你的人生照样是充满阳光的。

来访者：好，谢谢！

张医生：不客气！再见！

来访者：再见！

张 医生点评

家长要客观、正确地看待孩子的失误

孩子的某次考试没有发挥好，或者某件事情没有做好，作为家长和身边的亲人朋友要帮助孩子一起分析原因，多给予积极的、正向的鼓励，一味批评和责备很容易让孩子认为自己很笨，做什么都不行。本来一次普通的挫折，被家长无限放大，让孩子以为是人生的失败，从而对自己失去信心，做什么都畏首畏尾，消极被动，以致将来变成真正的失败者。孩子有充足的时间和机会犯错，家长要

帮助孩子通过这些错误慢慢变得成熟，未来走向社会才能减少失误的概率。

在孩子不同的成长阶段培养不同的品质

对于小学和初中阶段的孩子来讲，最重要的是养成良好的学习习惯，培养良好的价值观和道德观，教会他们如何做人，提高各方面的素质，读高中以后才是掌握学问的时候。如果本案例中的孩子没有好的学习习惯，每天打架斗殴，或者撒谎、偷东西就麻烦了，因为让他在高中以后再调整是非常艰难的事情。所以这个时候出现考试失误，一点儿影响都不会有，因为本来他就不在长知识和技能的阶段。但如果这个阶段应该培养起来的东西没有培养好，的确会对未来产生重要影响。

刚上初中就休学的儿子还有救吗？

案例概览

来访者是位四十几岁的母亲，大学学历，有个刚上初中的儿子。来访者一直以来都非常重视儿子的身心健康发展，对孩子的教育也是采取非常民主、宽松的方式。儿子也很争气，小学六年以来，一直是家里人的骄傲，听话、懂事、有礼貌、学习好，并且顺利地考入了重点中学的实验班。但令来访者没有想到的是，孩子第一天去新学校就非常排斥，要求退学，理由是不喜欢学校的管理制度，受不了高强度的学习压力，因此找各种理由逃避上学。迫于无奈，来访者只好为孩子办理了休学手续。但接下来孩子该怎么办，令来访者非常困惑。

咨询实录

张医生：你好！我是心理医生张道龙。请问有什么困扰你的事情吗？

来访者：您好，张医生！我是为了我儿子来请教您！

张医生：能讲讲具体情况吗？

来访者：好的。我儿子今年十多岁，他读完小学六年，我都没有发现他有什么问题。现在刚上初中就出现了比较严重的问题，导致他现在休学在家。他考入的是我们这里非常好的重点中学，第一天回来就强烈地排斥这个学校的管理，要求第二天就退学。当时我非常矛盾，也非常着急，就请了一些同学劝他，后来他同意回去上学了。军训结束还被评为"优秀标兵"。因为他的身体比较好，老师让他担任班里的体育委员。这些都是老师激励他的措施，想让他融入这个环境，热爱这个班级。但是他一直逃避各种文化课的摸底考试，总是以不舒服为由请假，不去参加考试，慢慢地就开始跟不上这个班级。老师与他深入交流过，发现孩子的心理压力很大，建议我们先休学解决孩子的心理压力问题，现在已经休学在家几个月了。这个寒假过后，我们打算让他返校，前几天回到学校与老师沟通之后，他觉得已经跟不上这个班级的进度了，在这个要求严、进度快、强度大的实验班，会让他的压力过大。老师也觉得按孩子现在的情况，回到这个班级是不现实的。学校的建议是要么转学、要么留级，可这两点孩子都不接受。留级的话他面子上过不去，转学让他很茫然，不知道该去哪个学校，我们家长也不知道什么学校对孩子更合适。所以，现在孩子就这么搁置在家里，我很着急。我想请教张医生，我该怎么面对？怎么解决？

张医生：你说得很清楚。在我们讨论和分析具体的建议之前，我还有些问题想问你。

来访者：可以。

张医生：他是你唯一的孩子吗？

来访者：是的。

张医生：他从小一直在你身边长大吗？

来访者：他在上幼儿园时，曾经有过那么一段寄宿的时间。

张医生：后来就回到你身边了，是吗？

来访者：是的，寄宿时的周末也都是我陪着他。我非常关注他的身心健康和成长。

张医生：在家里面，你是那种管得很严格的家长吗？比如，要求他倒垃圾，自己洗衣服，吃完饭自己收拾。还是你照顾得非常细致，除了学习，他什么都不用做？

来访者：后者比较多，我是个比较细致的母亲，关注得比较多。家务活他做得很少，但是有时像倒垃圾、取牛奶这种活他也会做，但比较少。

张医生：如果不提醒他，他会主动去做这些事吗？

来访者：很少。他现在也会铺床，收拾自己的床，简单地收拾自己的房间，但还是我照顾得多一些。

张医生：哦，那咱们假设一种情况。如果突然哪一天你生病不舒服或者生理周期，需要人照顾时，他会想到去照顾你，想要帮你做些什么事吗？

来访者：会的，当然这种情况很少。当我不舒服的时候他会给我做饭，如果同学来了，他会给同学做饭。发现我不舒服他会问我"妈妈你不舒服吗？你怎么了"等。

张医生：那么，你觉得他到了这样一个严格的学校，不适应的原因在哪儿呢？

来访者：我觉得原因有这么几点吧：第一，他自己觉得从小学到中学是一个比较大的跨度，他的同学没有一个和他考入同一个学校、同一个班级的，他觉得比较孤独；第二，小学的环境比较宽松，离家也近，没有什么压力，而这个中学尤其是他这个班级，是个非常严格的、特殊的实验班，整个变化非常大。

张医生：我还想问一下，他现在考入的中学和之前的小学在区里的排名是一个档次吗？

来访者：不是，完全不是一个档次。

张医生：哦，那我刚才问你这些问题，你大概已经明白了，我要看他是不是一个独立性强的孩子。一般到了初中的孩子变化是很大的。首先是身体方面的变化，因为青春期来临，体内的激素、荷尔蒙的变化，使孩子开始出现恋爱等情感方面的变化；第二是生活环境或学习环境的变化，比如有的家庭经济条件明显改善；第三是属于学业的变化，一般家里环境非常宽松、不会受到管束、一直是自由状态的孩子，到了学校寄宿后就会受不了老师的管束，看起来这个变化对他来说影响很小。那么刚才我们提到的身体和家庭方面的变化对他来说可能都有。

来访者：嗯。

张医生：通过你刚才的描述可以看出，给他造成最大影响的变化应该是小学的档次特别低，压力特别小，突然到了这么高强度、高压力的环境，有些无法承受。一般情况下，家里照顾得越细致，孩子出来后的生活就越难；家里照顾得越粗糙，孩子出来后的适应性越强。有句老话叫做"穷人的孩子早当家"，就是这个道理。

来访者：对！但他之前的小学档次也还算可以，不是那种最差的，当然也的确不属于最严格、最一流的小学。

张医生：但是现在的环境是很严格的、一流的学校，对吗？

来访者：对。张医生，还有一个问题就是，我一直很关注这个孩子的身心健康，比如我怕他在家里太受宠，把他送到我们这里最好的幼儿园寄宿三年，每周回来一次，这个幼儿园非常注重训练孩子的自理能力。后来上小学开始学习跆拳道，现在已经考到一级。我想通过跆拳道来锻炼他的意志和体能，培养他的心理素质。我觉得我还是很注重孩子的自立、善良、容易相处等品质的培养。他读小学六年以来，从没有和同学在交往上有过任何冲突，所以我完全想不到他到了中学会突然反差这么大。很多孩子可能也会焦虑，但都没有他这么明显。

张医生：每个人的心理承受能力都不太一样，你刚才说的做的，我觉得都非常对。但毕竟他是个独立的个体，他的心理承受

能力和你做得对与不对没有绝对的关系。你做得对，只能
让他失败的概率低一些，成功的概率高一些，你已经做了
父母所能做的一切，这些都没有什么问题。他的小学好不
好并不重要，重要的是小学和中学的对比，如果小学是最
严格的，中学是相对严格的，那么他反而觉得轻松了。就
像你能跑完100米，以后再让你跑70米，你会觉得很容易，
因为短了30米啊。

来访者：是的。

张医生：现在对他来说，相当于小学是排第十的，而中学是排第一
的，他没有感觉到学校好，感受到的都是压力，所以这些
心理过程都是相对的。即便你做的所有事情都是正确的，
而他的心理成长却赶不上你的预期，这是个体差异带来
的。比如你会发现一次感冒季来临，并不是每个人都会感
冒，也并不是得感冒的人什么事情都做错了，没感冒的人
什么事情都是对的，有的人就是先天素质好，可能吃喝都
不好，但却不生病。不知你有没有听说过，在火车站拉几
个乞讨者去洗澡，洗完后他们反而感冒了，那你能说洗澡
这个事情是错的吗？所以我觉得你做的都是对的，没什么
错误。

来访者：对，张医生，就是这样的道理，我还一直在反思我自己。
自从儿子休学开始，我受到了很多亲朋好友的指责。他们
指责我这种对孩子宽松、崇尚自由、重视孩子的快乐感
等过于西方化的理念和教育方式，包括孩子的爸爸也觉
得这件事和我有很大的关系。他们觉得孩子学习就应该辛
苦，应该承受很大的压力，应该严格管理。我觉得这些亲
朋好友的意见也让孩子有压力。本来回不去这个班级就有
压力，加上亲戚朋友们用另类眼光看待他——他们觉得你
怎么就休学了呢？怎么会跟不上了呢？你为什么不能刻苦

呢？这有什么呢？你就应该回去刻苦。所以，孩子的压力现在是双重的，我的压力也一样是双重的。

张医生：我能感受到你们的压力。但是如果哪天这个孩子非常优秀、成功，同样是这些人，他们就会反过来讲。

来访者：是的，张医生，我真的梦想有一天我儿子成功了，一定要把我这个案例拿出来和天下的母亲分享。

张医生：呵呵，一定会的。但真到了那一天，同样是现在反对你的这些人，会说孩子的成功也有他们的功劳。我认为目前为止，你做的没有不对的地方。

来访者：谢谢您，张医生。

张医生：比如你让他在家里比较独立啊、崇尚一定的自由啊，这些都没有问题，只是现在不符合这个班级的高压环境。

来访者：对，而且我有任何事情都和他商量，我把他当做大人一样和他讨论问题。比如遇到人生的抉择、人生的变化等我都会和他谈，我会和他讲这都是正常的，人生就会遇到各种事情。所以很多人都指责我，认为孩子自己怎么能拿主意，你们就应该帮他拿主意，还批评我过于宽松，让孩子自己去决定一些事情。

张医生：我觉得是这样的：小孩在十八岁以前是不拿主意的，但是他必须要参与主意的决定。我觉得你现在的做法是对的。因为他毕竟是在逐渐成长，如果他一点都不知道怎么做决定，不可能说到了十八岁时，按一下按钮就突然什么主意都有了，一定不是这样的。为什么很多人上了大学都学不来，或者效果不好，就是没有这个锻炼的过程，逐渐参与锻炼，到了十八岁才有可能学会做决定。就像人的肌肉强健需要慢慢锻炼，不是一夜之间就强健了。所以，你这样让他参与锻炼是对的。

来访者：对，我是一直在锻炼他，谢谢您的肯定，张医生。

张医生：现在就需要用结果来证明你的做法是对的。所以，我觉得你更关心下一个问题，对吧？

来访者：是的，我该怎么办啊！

张医生：现在有这么两件事：第一，我认为你做的都是对的，但教育孩子的方式都不一样，不是这种方式对，其他都不对，也不是结果不好就是教育的不好。即使是你都做对了，结果也可能不好。进监狱的孩子也不是从小他的父母就培养他进监狱，我们不能这样解释。教育的方式和结果是两回事，两者有关系，但也不能混为一谈。当然，我们希望有好的结果来支持我们的教育方式。

来访者：对的，非常同意。

张医生：第二，就是你的孩子有一些明显的优点，一个是因为你看重他的身心健康成长，所以我特别问到你不舒服的时候他是不是会关心你、心疼你。今天他疼你，明天就会疼女朋友，后天就会疼其他人，这样他以后会变成招女孩喜欢的男人。

来访者：我也觉得他以后会是个特别招女孩喜欢的男孩子。比如这几天因为他返校没成功，知道我为此很焦虑，只要我不怎么说话，他就立马来关注我的情绪，问我怎么了，所以我觉得这个孩子还是很善解人意的。

张医生：对，这很好。他会先从疼妈妈开始，他如果连妈妈都不疼，也不太可能疼别人了。他还有一个优点，就是我知道你和他父亲的教育背景，说明这孩子在智力上不会有任何问题，只要他有好的价值观和好的心态。他又知道如何关心别人，体贴别人，有强烈的同情心。再加上你和他父亲在教育领域比较成功，会做的人就容易传给别人。比如我们常说"官二代"，"富二代"，知识分子的后代叫"智二代"，在学术领域教他怎么走向成功，是你们的长处，如果让你教他做生意，可能你就不是专家了。

来访者：嗯，对的。

张医生：那现在咱们看这个孩子有这么多优势的前提下，解决他的问题看上去就容易了，主要涉及一个环境的问题。首先，解铃还须系铃人，需要这么和孩子讲："你的面子问题当然很重要，尤其你这个年龄段的孩子，我们能理解你。其实回去之后你怕难是一回事，更害怕的是别人说你跟不上，成绩不好，这个对你、对我们来说都非常重要。那你也得看看自己能承受到什么程度，现在看起来你为了面子，并没有意愿这么去做。因为这个学校是好的重点学校，在这即便是中下游的学生也能考入一个好的大学、好的专业，只是给你带来的压力可能是大家觉得你现在不是学习最好的，暂时觉得你不像在小学那么成绩突出了。可你现在才初一，时间能让你再追上去的，退一万步讲，即使到了初中毕业，你的成绩也没能赶到前面，也仅仅是初中的人知道你的成绩靠后，当有一天你考上了清华、北大或者能考出国留学，这些人还会觉得你不行吗？你是利用了这个学校的学习环境，利用了周围比你学习好的这些人的资源，为自己争得了更大的面子。这样你的学习会进步，也没有压力了，我们对你没有什么期待，只要你能上个好的大学、好的专业就可以了，不是说一定要争个第一第二，那你在家里就没有压力了，只是这个环境更适合成功，因为有实践证明，这所学校的确好。就像中国有句古话叫'宁做凤尾，不做鸡头'。在小学我们做的'鸡头'，在这里做'凤尾'，可'凤尾'也是凤凰的啊。"

来访者：是的，这句话我儿子说过，但他说我宁愿做"鸡头"也不愿做"凤尾"。

张医生：好的，你这么讲的话，我就清楚了，那面对这样的孩子，上面的说法我们就不做讨论了。因为孩子宁做"鸡头"也不做"凤尾"。那么接下来最重要的是要考虑去哪里做"鸡头"呢？

来访者：对，这也是我们一直比较困惑的。

张医生：现在有两种选择。第一种是利用家里的资源，寻找一个离家不要太远，同时也很不错的，让孩子去了能做"鸡头"，但没有这么大压力的学校。但办完手续不能晚于一年，否则，不做"凤尾"，去当"鸡头"也当不成了。有时选择退路是正确的，但不能一退到底。初中的成绩对你考大学没有什么影响，但是高中的成绩直接影响你考大学。所以现在做"凤尾"或者"鸡头"都没什么问题，但是如果到了高中还赶不上来，最后考入好大学的可能性就非常小了。

来访者：是的。

张医生：家长和孩子一起把这些综合的因素都考虑进去，让孩子积极参与到寻找学校的过程中。在他参与的过程中他会意识到两个问题，一个是他能感觉到父母非常尊重他，在父母并不认为这是个明智的选择时，仅仅是为了他的面子去帮助他完成这件事；另一个问题就是他寻找的过程中会去做对比，当他发现这些"鸡场"要么太远，要么素质太差，就会觉得做"鸡头"索然无味，会知难而退。如果这两个问题家长直接去告诉他不会有用，只有带着他到情景中实践，做的过程中才可能发生变化。对于小孩来说，用理性的数据、教育等方式都不如让他亲身感受有效。有时在需要顺着孩子的意愿去做的同时，争取时间影响他。

来访者：好。

张医生：第二种选择就涉及经济情况了，有很多家长像你一样采取西方的素质教育方式来培养孩子，为孩子未来的成功铺开了广阔的道路，但是在现在的应试教育阶段，反而吃亏了。就像你让美国的孩子来中国考大学，很可能都考不上，但是中国的孩子去美国考试，只要英语没问题，几乎都能考上，因为我们都是应试教育训练出来的。所以，家里人可以商量一下，能否借着这个机会，联系一所国际学校，给孩子彻底换一个宽松的学习环境，因为国际学校为了防止这样的孩子因为面子、攀比等受到心理创伤，不会给孩子排名，发榜。但这种学校的收费比较高，也不容易进去，不知道你们能否实现这种可能？

来访者：张医生，有这种可能，而且我自己也在想着，将来如果有条件，我会带他出去读书。我也一直在考虑申请移民，只是现在国内申请移民很慢，而且现在我也没有条件走，走不掉。

张医生：我的意思是怎么在现有的环境下，培养孩子以后适应外面世界的能力。我们发现来到美国生活的外国人中，适应最好的是来自加拿大、澳大利亚、英国等英语系的国家，而华人过来适应最好的是新加坡、中国香港和中国台湾，主要是因为这些地方的中学教育与国际学校很像，出去后与国外的接轨很快。如果你以后有出去的打算，越早让孩子接触这样的教育，孩子出去后就越容易与外面接轨。

来访者：我明白。

张医生：在你还在为未来出去准备资金的同时，让孩子享受这样的教育，即便以后孩子考不上国内的大学，通过国际学校考上国外的大学也很好。所以，如果能征得家里人的同意，在寻找能让他做"鸡头"的学校的同时，也试着去寻找这样的国际学校，他也不会觉得没有面子。他是个很会理解家长的孩子，带着他在寻找的过程中，可能会知难而退，会感觉到家里人为了他这件事很不容易，既然普通的"鸡场"不满意、"洋鸡场"又进不去，他自己可能就会发现只能回到学校去坚持。

来访者： 张医生，我也特别坦率地和他谈过这三条路，告诉他如果返校不成功，可能会面临重新再上一年，或者我们要换一个合适的学校。他也在焦虑，不知道换的新学校是不是能够适合他，而且重新上一年也不知道会怎么样，这些事我们也都没有经验。就这样，时间一天一天过去，孩子就这么搁置，我们也处在很迷茫的状态。现在像您说的这些我也非常赞同，我们也想找一所国际学校，可这里国际学校很多，一个是我们不知道经济到底能不能承受，还有就是我们也不知道什么学校适合他。万一他去了之后放任自己，我们更不知道怎么办。

张医生： 实践才能够出真知啊，只有去试才能知道。现在这样做，在理论上肯定不是在害他，那就先去实地考察，然后可以去旁听一个星期试试，感受一下。

来访者： 现在是这个孩子自己非常的要强，对自己的要求很高。他爸爸说干脆去家门口的学校算了，那所学校几乎什么都是最差的，他爸爸觉得有一天他自己会开窍。但是孩子说："我不能去那样的学校，那样就把我带坏了，他们又抽烟又喝酒的，对我不好。"我觉得他还是有自己的标准，很有上进心的孩子，就是这种受挫让他回不来，找个现实的环境才能解决他的问题。

张医生： 对啊，这个现实的环境就是需要在试的过程中才能找到，不是仅仅通过认知就决定这个学校好还是不好。你们一起通过现场的考察，慢慢排除一些他认为不好的学校，那么最好的结局就是他觉得还是现在的学校最好。其他的学校或者老师不好，或者环境不好，要么就是学生的行为不好，而国际学校又需要排队，花很多钱等。因为这个学校好肯定不是徒有虚名，但如果你直接和他说其他的学校不如这个学校好，他觉得你就是故意让他去这个学校，他会抵抗，这就是孩子的"身教重于言教"，当他看完这些之后再和他讲，这个学校好的理由，他才能听进去。

来访者：对，的确是这样。

张医生：当孩子比较之后，发现只能再回到这个学校时，他还是有两个问题没解决，一个是要不要留级，另一个是仍然觉得面子上过不去。那个时候我们再研究如何解决孩子的这个困扰。下次可能需要孩子自己来做咨询，可以找你比较信任的咨询师，或者需要我来和他聊也没有问题。看看孩子关于面子问题的具体困扰在哪里，如果觉得这个学校好，而所在的班级不好，那么我们可以换到普通班，可以把它看做是人生中的一个小挫折，有很多人还进不了这个学校，一个学校的重点班不能决定一个人的一生，但可以决定现在这种情况，那就想办法解决这个情况。

来访者：是的。

张医生：现在我们不知道孩子具体是怎么想的，假设像你讲的，孩子就是因为跟不上重点班，成绩不好，没面子，那么他去普通班肯定没问题，至少成为全校倒数第一的可能性很小。哪怕成为全校倒数第一，也没有关系，家里有资源可以帮忙请专业的家教老师，从后面往前追就可以了。人人都会遇到挫折，怎样通过挫折走向成功是非常重要的。

来访者：对。

张医生：你可以和孩子讲我的事情。当初我考大学只填写两个志愿，一个北医，一个哈医大，结果没能考上北医，被哈医大录取。我当时也感觉很受挫，但我告诉自己人生的第一场战役失败了，不能因此输掉人生的这场战争，多年后我考入了芝加哥大学医学院精神医学系。上大学后因为非常喜欢打篮球，把脚摔出问题，只得和学校签合同，如果休学六个月能养好，就继续回去上课，养不好要休学一年之后留级，那六个月我就仔细想该怎么办，后来如期毕业了。现在我的腿还不太正常，下雨天或阴天需要用镇痛药，这对于喜欢篮球的我来说是人生的又一大挫折。通过这件事，我意识到自己的身体状况不适合打篮球，只能看篮球比赛，但我因此变为"身残志坚"的人也很好。所以，现在没有挫折不能代表以后也一帆风顺，前面遇到些挫折，能从中学到很多东西，对以后反而会非常有帮助。

来访者：张医生，我也觉得现在受挫对他来讲，其实是一件好事。

张医生：可咱俩的意见能够达成一致，不代表孩子能够接受，毕竟不是同一个人生阶段，他不能接受我们给他的认知上的教育。有时咨询会有效，是因为咨询能问出具体的事情，能知道孩子具体的感受，才能解决问题。

来访者：对，孩子的父亲总是要找他谈话，他现在非常抵触别人找他谈话。

张医生：谈话和咨询不是一回事，谈话是在教育他。

来访者：他爸爸经常出差，只要回来一看到他就要和他谈，搞得孩子非常害怕，见到他就关上门，就说"千万不要让爸爸进来，他只知道和我谈话"。

张医生：那孩子是不是一开始就对他有反感啊？

来访者：是的，他非常反感他爸爸找他谈话。

张医生：所以，我说的谈话是要找一个说话他能听得进去的、喜欢的人，尤其不能是父母。因为有人最喜欢父母，有人最讨厌父母，经常有孩子说"听到我父母的声音我就烦，又是来教育我的"。在他们的眼里父母不是权威，而是经常唠叨他们的人。

来访者：是的，他也会这样说。但是成为孩子最讨厌的人，我觉得父母很失败。

张医生：不是这样的，比如一个学校里最优秀的老师，并不一定是她的孩子的最优秀的老师。

来访者：张医生，我对这点就有很深的切身感受。我在教育领域工作过很多年，也是个不错的管理者，但我儿子的事情让我很受挫。

张医生：那是因为对你自己的孩子，有时你需要打两下、唠叨几句，他不愿起床你非要拉他起床，你得红脸、白脸一起唱，有时比例有问题，孩子就会反感。而对别人家的孩子做的都是正确的、好的那一面，就容易树立起权威。还有一点就是审美疲劳，再优秀的妈妈，他也能看到你不梳头、不洗脸的时候，别人看见的都是你成功、光彩照人、知性的一面，当然就会崇拜你，那你对他们的说服力就会不一样。这就是为什么我刚才说你的孩子需要找一个他认为能达到偶像程度的人来谈，才会对他有影响，小孩儿都爱追星就是这个道理。自己的父母往往不能起到这样的作用，你一来他就烦，看见你就想跑，那怎么会起到教育的作用呢？

来访者：对，张医生，我也曾经在我身边找过几个男性的朋友，想让他们给我儿子进行心理疏导，成为他的心灵伙伴，但是都失败了。他现在非常防备大家，觉得大家都把他当做另类，都想找各种角度切入对他进行教育，他特别回避我的这些朋友。

张医生：因为他觉得你的目的性很强，这些朋友都和你是一伙的。

来访者：对对，他现在要是通过自然的场合认识的人还能交流几句，只要是我派来的，他都会觉得我们合伙教育他。所以，张医生，我现在特别盼望像您这样的人能回来，或者能有个机会见见他。

张医生：回来可能不现实，但是你可以和孩子这样讲："之前找来
劝你的人都是妈妈的朋友，你也知道妈妈的动机是好的，
我同意你抵触他们，因为他们的确都站在妈妈的立场。现
在我觉得你的健康、快乐是最重要的，在这个前提下，我
们再一起去寻找适合你的学校。最近有人给妈妈介绍一位
美国的心理医生，他讲话是中立的，你愿意的话可以和他
就事论事地聊聊。这个人很怪，十分钟如果聊不到一起，
你不走他都会赶你走，因为他没有时间，有很多人排队在
等他咨询。他有一点和我们大家是一样的，就是要保证
你的健康、快乐。你就把他当做朋友，让他评估一下你自
己的想法是否合理，和他一起讨论一些能帮助你成才的建
议，他一定会尊重你的意见，不会劝你做任何事情。毕竟
他是过来人，经历的挫折是你经历过的好几倍，他中学时
也不顺利，没能考上理想大学，还因为打球把脚摔坏了，
你不想听听他后来是怎么成功的吗？妈妈对他也不太了
解，只知道他是个心理医生，但从年龄上看，他是你的长
者，从人生经验来看，他过的桥比你走的路都要多，如果
不满意，你十分钟就走，我也不在旁边听，你就当去参加
个讲座。"

来访者：好，我试试。

张医生：这么谈主要让他知道有三点不一样。第一，是美国的心理
医生；第二，这不是普通的叔叔阿姨，是有专业技能和智
慧的叔叔；第三，价值中立，不会偏向任何一方，不会只
让他听父母的话，还有可能会不同意父母的做法。中国有
句话叫"兼听则明，偏听则暗"，你儿子这么聪明一定知
道这个道理。如果孩子来了，我们一是要评估孩子的想法
是否合理，第二要评估他的焦虑是否重到需要其他手段干
预的程度，有时这种要强的孩子不和你讲，怕你担心。但

在陌生人面前，他们会说出很多你不知道的事情，比如说
"我正在谈恋爱，妈妈不知道，我怕女朋友看不起我，没
面子"。这件事不解决，后面的问题不可能解决。

来访者：对的。

张医生：如果不来，你就按照上面我们沟通的办法去做，我知道你
的焦虑是担心他的未来，人生有时耽误半年一年的不会有
大的影响，不是耽误五年十年就好。他的焦虑是面子过不
去，你们两人焦虑的事情不一样，但症状是一样的，这样
都很急躁的状况，会影响你们的生活，事情会越变越糟。
目前孩子是不是还有什么其他想法，还能做什么事能使孩
子变得不同，我们都不知道，只能根据父母的经验来猜
测。但是有个原则我们应该记住"医生不能比病人急，老
师不能比学生急，家长不能比孩子急"，这样是不能起到
好的作用的。你觉得今天我们这样的谈话对你有帮助吗？

来访者：非常有帮助，谢谢您！我回去和他聊聊，希望他能过来和
您沟通一下，但是我现在没有把握，这孩子现在不觉得自
己心理有问题。

张医生：我也不觉得他有心理问题，只是遇到挫折后的心理不良反
应，不是看了心理医生的人就有心理疾病。受到挫折的人
心里有困扰，并不代表有心理疾病，一样受挫的人，有人
哭，有人笑，有人跳楼，因为每个人的心理承受能力不一
样。所以我认为他在这个学校的压力超过了他能接受的正
常范围，所以他才有困扰。通常我们把这些当成困扰疑
惑，但不等于有心理疾病。

来访者：我担心他自己会多想。比如我请他来和你沟通一下，他会
问我你是做什么工作的，我会说你是心理医生，他就会觉
得让他看心理医生，就说明他有心理疾病。

张医生：你可以和他讲，妈妈也去找过他，你觉得妈妈有病吗？

来访者：对，我当然希望能和他沟通好，能动员他来是最好的。

张医生：如果你愿意的话，咨询师不能强迫别人去做什么事。另外，你可以上我们的网站去看一下，如果你觉得没有不适合他看的，让他也去看一下，让他了解一下我这个人到底是做什么的。他可以看到找我的人90%以上都没有病，精神分裂症也只占人群中的1%。

来访者：您觉得这个孩子是没有心理疾病的吧？

张医生：没有疾病，是典型的困扰疑惑，这种情况在中国人群中超过20%的人有，相当于每五个人里就有一个。很多人把困扰疑惑和抑郁症、焦虑症、精神分裂症混为一谈。你让他去我的网站上看看就清楚了。

来访者：好的。

张医生：即便孩子什么都不想做了，你也是个伟大的母亲。无论从物质、精神、智力、养育方面都已经尽责了，不一定你的努力和结果成正比。但如果你不给他提供资源你会后悔，所以最主要的是你的态度，态度有一天会感化人，能否做好需要他的配合，就像医生也不能治好所有人的病，如果病人不吃医生为他开的药，怎么会好呢？

来访者：谢谢您！我非常同意。

张医生：没关系，希望能对你有帮助。如果他同意，我们也可以为他做咨询。你看你还有什么问题吗？

来访者：没有问题了，非常感谢你，张医生！

张医生：不客气，再见！

张 医生点评

切忌把人生的战争和战役混为一谈

人生就像一场战争，我们要学会如何赢得这场战争，而不是每一场战役。无论出生在什么样的家庭，都无法避免遇到挫折，每一个挫折只代表人生中的一次战役，输掉一次战役不代表输掉整场战争，重要的是要通过没能打好的战役总结经验，争取赢得其他战役，最终赢得整场战争，正所谓笑到最后的人笑得最甜。

做事情采用一种方法无效时，要及时考虑更换其他办法

当父母对孩子使用的教育方式没有效果时，不能再变本加厉地多次教育，甚至找其他人来继续教育，这样不但没有效果，还会让孩子感到厌烦和抵触。一是因为父母总是老生常谈，孩子没有新鲜感；二是孩子并没有把父母当做偶像、权威或者智者，只当做父母，一个让他有责任和义务孝顺的对象。这时考虑找对孩子有影响力或被孩子视为偶像的智者来帮助他，不失为一种有效的办法，而有效的办法应该反复使用。

数学考试时我头脑一片空白

案 例概览

　　来访者是一位正在读小学的女生，因"惧考"来访。她在辅导班答卷子几乎都是满分，一到学校考试，就会头脑空白，看着题目熟悉，但是不会做答。

咨 询实录

张医生：你好，我是张医生，讲讲你的困扰吧！

来访者：我认为我可能是"惧考"吧。我在辅导班里，考试基本上都是满分，后来在学校，一考试，脑子基本上就是一片空白，什么也想不起来，卷子上面会的也写不上去。

张医生：那你以前有过这种类似的情况吗？

来访者：以前没有，是上了六年级以后才有了这种感觉的。

张医生：那你感觉这种变化跟什么有关？

来访者：小的时候父母从不管我的学习，只要我健康成长就可以了。上六年级以后，我遇到一个非常好的语文老师，也是我的班主任，他教给我很多做人的道理。我就觉得如果学习不好，就对不起父母，这样说，好像是感觉为父母学习一样，但是我觉得，如果学习不好，真的是对不起父母的养育之恩。可是，我就是因为数学成绩太差了，现在把英语和语文的成绩都拉下来了。

张医生：你的数学成绩很差，因为去补数学，所以英语和语文的成绩也被拉下来了，是这意思吗？

来访者：是。

张医生：那你刚才说一到考试的时候，脑子里是一片空白，你感觉自己当时紧张吗？

来访者：我觉得我考试也不紧张。上一次我们竞赛，选的是年级前30名，我的成绩是中下等的，当时是考那些学习好的人，不是考我的，结果我的成绩比那些参赛的人还要好。

张医生：在你自己看来，考试的时候脑子一片空白是什么原因呢？

来访者：我自己也不知道。上六年级以前就是天天玩，不学无术，家里人也不怎么在乎那个分数。但是从今年开始，我发现，即使家里不要，学校也是要的。从小学三年级开始，他们就给我报名参加补习班，但是效果一直不好。妈妈就跟我说，等我们原来的那些同学，以后都上大学，有好的工作了，而我还待在我们这个小县城里。想到这些，我心里很不是滋味。那个暑假，我下定决心一定要好好学习，还找到了一位很好的家教，她帮我补习了一暑假的数学课，每天给我讲课本、做题，后来就觉得很容易了。可是现在，一说要考试，我心里就发毛，尽管我的家长从来不给我压力，也不批评我，只是给我指导，但是一提到考试，我的心里就特别的害怕，可能是我自己太看重分数了。而且还有一个情况，习题当时讲完让我做我都会，可是过半天或是一节课，我对知识就又模糊了。还有，我在考场上，特别喜欢幻想。我写的时候速度很快，也不检查，就在那儿幻想，想我学习好了以后怎么样，上台领奖什么的，时间就白白浪费了。

张医生：嗯，现在我们知道了很多的信息，我来总结一下，你看看是不是正确。第一点，你是一个非常上进的孩子，想把学习学好，为了能够报答父母的养育之恩，为了能离开小县

城，有更好的发展。你知道，一般来讲，有两种办法能离
开农村、小县城这样条件不太好的地方，一个是通过好的
成绩，另一个就是有很多钱，跑到大城市里去投资。所
以，听起来，你的想法是非常好的，通过提高成绩离开小
县城，报答父母。这是我想说的第一点，我理解得对吗？

来访者：对。

张医生：第二点，我觉得也非常好，就是你家里还有一定的资源。
当你学习不好的时候，还可以让你去上补习班。但是在这
里你提到了，补习班的效果不是最好的，一对一辅导的效
果好于补习班，补习班的效果又好于学校。因为学校里，
孩子多，老师顾不过来，不能总是单独照顾你，到补习班
里就会更重视你一些，一对一的辅导会比补习班还要重
视，好像你在这样的一对一辅导的环境里进步、收获是最
快的。这一点，我听得对吗？

来访者：嗯，对。

张医生：好，第三点，你不是所有的学科都学习不好，不是智力方
面的问题，你和我的对话也是对答如流，语言表达也非常
好。但是，很明显的是，数学不好，英语和语文比数学
好，花同样的时间或是更多的时间，你学习数学效果总是
不好，学习英语和语文就会容易一些，我的理解对吗？

来访者：对。

张医生：嗯，那是这样，数学是靠抽象思维能力，有的人那根筋就
特别通，这方面学得特别好，有的人学起来就比较费劲。
我是刚好和你相反，我是数学特别好，高考基本上满分，
但是我的语文就只有60多分，不太会写作，也没有文学色
彩。我想问的是，你现在即将要上初中，将来上高中，学
校里的制度还会是文理分科吗？

来访者：是。

张医生：那你最后的想法是想成为一个数学家，学习统计、财会这方面，还是你想学文学，就是你比较擅长的这个？或者你现在还没有想清楚要学哪一种？

来访者：嗯……我这个人比较有干劲，对于自己的弱势，我肯定会努力，我觉得我肯定会选数学博士一类的。

张医生：嗯，知难而进，努力要做成比较困难的事，这个精神是对的。但是我还是想从另一个角度来说，除了自己跟自己较劲、跟别人较劲，你做过相应的评估吗？假如没有学习不好这个压力，你是喜欢做跟文科有关的专业，比如经济管理、记者、主持人这些，还是喜欢跟数学有关的东西？你有没有想过完全按照你的想法，未来你想成为什么样的人？

来访者：嗯……有关数学的吧。

张医生：咱们今天谈了很多关于数学的事，因为你数学学得不好。现在如果全天下的工作都让你自由挑选，你想选哪一个？

来访者：嗯……律师！

张医生：再让你挑第二个呢，律师做不成，你还想选什么？

来访者：可能会是播音主持吧，因为我在学校是播音团队的。

张医生：挺好的主意啊。那如果再让你选第三个呢，现在全国没有无线电了，主持也做不成了，你还想做什么？

来访者：下一个可能就是美术了。

张医生：美术你想做什么？当个美术老师啊，还是你想去街头卖画啊，还是你想当个艺术家，画一些东西放到博物馆里面？

来访者：我比较喜欢自由一点，把自己的画放到博物馆里可能不太适合我，我可能会选自己画些画儿，如果谁喜欢的话，可以拿走的。如果自己画画真的有那么多人都想要的话，可能对我来说还是一个鼓励。

张医生：那我现在听清楚了，你有没有注意到，当让你自由挑选职业的时候，前三位你挑选的都是跟文学、艺术相关的职业，完全跟数学没关系，这点你注意到了吗？

来访者：嗯，是。

张医生：对，这些事情往往是你的兴奋点，你最喜欢做的事跟你现在不擅长的事，恰好是不矛盾的。矛盾的事情是，我只有一条腿，但是我非要去跑马拉松，这样就难了。你现在不是这样，正好你想做的事就是你的爱好，你的长处，这完全不是一件坏事。

来访者：嗯。

张医生：现在涉及这么一个问题，高考的时候，假设你数学考100分，语文考60分，加起来是160分，这并不优秀，但是两门都考80分，加起来也是160分，那努力起来就没有那么难了，所以偏科就有这么一个坏处。这里面涉及高考的策略的问题，因为高考是按总成绩算分，不是按单科成绩计算，所以我们需要研究一下该在哪门学科上下多大的工夫，使得最后成绩可以上你喜欢的大学、喜欢的专业。现在你回去就要和你的咨询师、家长商量一下，因为咱们国家现在还是文理分科，你的长处又在文学，未来的工作你又想从事这方面的工作，往往是你最喜欢的工作才可以干得长久啊。现在呢，你是数学成绩不好，你却有一种想要跟它较劲的想法，非要把它学好，当个数学博士，那这种想法就比较麻烦了。我觉得你现在不该和数学较劲，得和大学较劲。怎么做能让你最容易考上大学，学自己喜欢的专业，未来能找到好的工作，这些决定了我们现在要干什么，花多大的力气去做，而不是因为学不好就一定要把它学好，把失去的荣誉争回来。这些就是我首先要跟你讨论的，你的长处在哪里，现在我们国家的制度还是文理分科，另外你现在最想干的事不要跟你一生要从事的职业相违背，否则你努力学习了半天，跟你想做的职业没什么关系，那你学完之后就会很失望了。

来访者：嗯。

张医生：第二，你的弱项是数学，又特别适合一对一的辅导，找专门的老师，来帮助你一对一地辅导数学，你不适合"大拨哄"，在同样的时间、同样的老师的环境下，你比较吃亏，学习和进步都比较慢。而且你家里还有一定的资源，父母还不给你压力，这看起来都非常好。最后一件事，也是最重要的，你也是因为这个来做咨询的。那我想问你，考试的时候，你摸没摸你的脑袋和手心，有没有出冷汗的时候？

来访者：有啊，每次考试的时候都是这样。

张医生：那你的心脏跳得快不快？

来访者：快。

张医生：你数过大致的频率吗？你感觉是那种"砰、砰、砰"，像打鼓一样的吗？

来访者：比刚才您说的还要再快一点吧，因为考完试，就是手脚冰凉的，整个身体都已经麻木了，没感觉了。

张医生：嗯，那你考试之前、走进考场之前，没有这种情况，是吗？

来访者：嗯，一进考场就有这种感觉。

张医生：嗯，那我知道了。你晚上睡觉影响吗？当天考完试回到家里能睡着觉吗？

来访者：我考完试以后，把卷子交到老师那边，我自己就是不管考得好坏，都认为是过去的事了。不管最后出来成绩有多差，我都还是能够乐观地接受，因为我的成绩从小都不太好嘛，自己也习惯了。我的家长也替我请家教，但是我都已经把他们气走好几回了。

张医生：气走的原因是什么？

来访者：可能是因为那些老师觉得我太笨了吧。当时他们谁都没有像我刚才说的那位老师，就是效果特别好的那位老师那样教我。当时也是一对一的，但是他们就是不停地让我做卷子。

张医生：他们觉得你太笨的学科不是英语和语文，还是数学，对吗？

来访者：对。

张医生：我听明白了。就像我刚才讲的，有的人就是这根筋不通，这不是坏事，你看我就是特别能讲，其他的都很笨，这就是人跟人的长处不太一样。你看我画画，别人都觉得是太笨了，怎么画都不像。这个都不是问题，关键的是，我们现在需要把大的方向定好，你未来想做什么，为了应对高考，我们应该用多大的力气在各门学科上。因为高考是按总成绩算，即使是数学考100分，但是你刚才说了，因为补数学，语文和英语都拉下了，那这样就麻烦了，假设你数学考100分，英语和语文都是50分，那总成绩是200分，但是如果是语文和英语都是100分，数学是50分，那总分就是250分了。这就是关于高考策略的事情，你可以回家再跟你的父母商量，我想他们都会明白的。但是，我还想知道的是，你刚才没有回答我的问题，就是考完试的时候，晚上你睡觉好不好？是不是晚上也睡不着觉、胡思乱想？

来访者：我睡得非常香，根本就不想考试的事情。不管考得有多差，如果接下来还有考试的话，我会很用心准备后面的考试，之前考得好坏，那都已经是过去的事情了，只需要抓住后面的就可以了。

张医生：也就是说你当天的考试成绩不好，不会影响你晚上睡觉，不会影响你后面的发挥，是吗？

来访者：对，不影响。

张医生：你心态这么好，这是好事啊，你有没有想过像我这样，以后做心理医生啊？

来访者：这个没想过。我一段时间根本就不知道我将来做什么，因为我是播音团队的，我的老师希望我将来做播音主持；我的写作能力也不错，我的父母希望我能当个作家；我画画也不错，但是从来都没有学过，我奶奶希望我当画家；但是我自己一直看好的都是律师这个职业。因为，从小我家里就有很多关于法律的书，经常会看。

张医生：哦，那我听出来，家里的环境对你有些影响，那你喜欢文学、喜欢法律这事，是受家里什么人影响啊？

来访者：没有，我家里都没有写作、画画这些基因，但是因为我小时候经常闯祸，就是那种小祸不断，偶尔也闯大祸，我的父母就总让我写检讨书。

张医生：哦，你的作文能力是通过写检讨书练出来的？

来访者：对，而且我喜欢看作文。

张医生：那你想过以后当律师，为那些犯错误的孩子辩护吗？

来访者：这个倒没想到，我想当律师，自己说不出原因，就是喜欢，以前就是觉得很好玩，嘴很快，很适合当律师。

张医生：对，你比较适合辩论，你和我的对话都是对答如流，不像是刚上六年级的孩子。律师是能讲，律师还为人伸张正义。我觉得你要是将来做律师，有两点特别好，一个是写作能力很强，当律师，要写呈子，需要很强的写作能力，再加上你比较会辩论。另一个呢，你小的时候经常惹祸，自己有切身经历，长大了以后，你再遇到那些闯祸的孩子，你就能帮助他们说一说、辩论辩论、争取利益。所以你说，你想当律师，那这些事你将来都能做。

来访者：嗯。

张医生：那我觉得你这些都做得特别好，目前稍稍有一点不好的地方，好像是你专门跟数学过不去，你的数学基础不是很好，总是学不好，这我听明白了，关键是我们怎么去对待它。你肯定不能放弃数学了，高考的时候它也是其中一门。另外它训练你的理性思维、逻辑能力，数学是肯定不能放弃的。但是你所有的精力、重点、资源是不是都放在这一科上？高考是很多科目的综合了，这个事得跟你的父母回去商量。

来访者：嗯。

张医生：那你的长处、想法、资源，我现在都听得很清楚了，下面，也是你很关心的，就是你的考试焦虑的事情怎么解决。有这么几件事你能做，因为你现在是刚上六年级，所以还是有很多时间来解决这个问题。第一，你要学会一些放松的方法，你这个焦虑就叫"考试焦虑"或是"表演焦虑"。比如，像我经常会想到去海滩，想一些美好的事情，闭上眼睛，这些能让我放松下来，或者是深呼吸能使人放松。你的咨询师可以下次教会你这些技术或帮你找出其他能使你放松、降低焦虑的方法。以后每到考试之前，你先练一下，就会放松了。如果是考试过程中突然紧张了，别着急，你不是每次都能提前答完嘛，答完你又不想回头检查，那不要紧，你就每隔半小时，做一下放松训练，这个你得提前练好，不是到了考场临时想。所以你是把考试省下来的时间，放到放松上，这样就会使你的焦虑降低。

来访者：好。

张医生：第二，如果是尝试了这些技术后，还是没有效果，这个时候可能就要涉及药物治疗了，得跟这方面专业的医生讨论一下。有三类药可以治疗这个问题，我今天不是给你诊断，也不是给你开药，而是之后你还要和你的心理医生讨论。一个药是β受体阻断剂，这个药得提前尝试，不能最后一天到要考试了再用，多大的剂量也需要提前尝试好；第二个是安定类的药物，也是要控制剂量，不能吃多了，考试的时候睡着了，那醒来以后不是"黄花菜都凉了"？第三个是百忧解类的药物。第一个效果是最快的，时间更充裕的话，可以尝试百忧解类的。这是药物的治疗，那我今天跟你讨论这些，不是要让你知道这些药名，最重要的是告诉你，解决你的问题，除了那些心理学的干预手段要首先尝试以外，如果实在来不及了，考试特别重大的时候，别忘了也可以有这种药物的治疗选择。你的这个问题，90%以上都可以治好，别担心，而且也没有影响你的吃饭、睡觉，这都很好，就是焦虑不严重的人，但是一到考试就出现这个问题，就是所谓的表演焦虑。我刚才讲的这些，不是让你今天都要记住，今天都做决定，目的是让你回去再跟父母、咨询师商量。我刚才讲的这些事，大致上你听懂了吗？

来访者：听懂了。

张医生：那你觉得这样的讨论对你有帮助吗？

来访者：有。

张医生：那还有下一步更重要，就是还要跟你的咨询师和医生保持联系，这样能知道你后续的情况。咨询师可以教你一些常见的放松的技术，对你哪个最有效，得去尝试才知道。但是，你今天有两件事非常好，第一个非常勇敢，跟我讨论的时候，对答如流，所以你去做律师，是有这个优势的。第二个，就是你的动机非常纯粹，为了换一个生活方式，为了孝敬父母，这都非常好。另外，你家里还有些资源。最后呢，你的这个病根本就不是大病，很多人都有你这个问题。学习除了要掌握方法外，还要有策略。方法是把不会的学会，但要注意策略，该把精力放在哪，该放多少，这些事人在年轻的时候往往看不明白，这些要多征求父母和专业人士的意见，这样好吗？

来访者：好。

张医生：你还有什么要问我的吗？

来访者：嗯……我和我妈妈都认为，我小的时候就对数学老师有排斥感。原来那个数学老师，如果是考得不好，或者是违反纪律，他会拿一个小棍打我们的手心，所以我对数学老师从小就有排斥感。从小到大，数学老师都不知道换过多少个了，成绩一直都是那种中下等的，根本就没有提高过，自从遇到那个家教后，学习成绩真的大有提高。回到学校，再看到我的数学老师，就觉得特没劲，她以前也经常跟我们开一些玩笑，原来我还觉得她很幽默，很风趣，结果现在再来看就感觉枯燥无味，学习也感觉枯燥无味，想找一些有刺激的东西。

张医生：对的，数学本身就会让人感觉枯燥无味，因为都是数字。我想有两种情况，有的人是因为恨数学老师而恨数学，有的人是因为恨数学进而恨数学老师。你的情况听起来像是后者，数学本身给你带来了这么多的困扰，这么多的麻烦，所以跟老师也处不好关系，你能认识到这事，挺好。不知道你有没有听过这句话——"千万不要把洗澡水跟孩子一起倒掉"。这玩笑是什么意思呢？就是咱们恨数学老师，但是不要因此恨数学，因为数学可以帮你开启智力、锻炼科学的逻辑能力。最重要的是，我们可以想办法找一个你刚才说的偶像般的老师，找这样类似的老师，跟老师讲清楚，我的基础不好，我喜欢你能耐心教我。但是数学不能放弃，要爱好，因为它对你的未来能够产生非常良好的影响，但是不需要把所有的精力放在那里。听过那句话吗——"不能把所有的鸡蛋都放到一个篮子里"。这个也是一样，因为会影响你的高考。你能意识到这个问题很好，最次的情况也是得喜欢数学，不喜欢某些数学老师，最好的是二者都喜欢，老师不好，可以换一个。谁也不喜欢老师说你笨，但是你还有长处她没有看到，数学老师不知道你有文学、艺术长处，所以不要把她的话当真。记住一点，别人的话不会伤害你，当你把它当真了，它就会伤害你，听懂这个道理了吗？别人说我们笨，我们并不笨，我们认为自己笨，那才是真完了。

来访者：听懂了。

张医生：我们都没法控制别人怎样讲话，但是我们能控制自己看待这些话的心态。今天我们讨论的这些，回去之后，你再和你的父母、咨询师讨论，咨询师会把我跟你讨论的具体建议，再传达给你和你的父母，你看好吗？

来访者：好。

张医生：那祝愿你能够学习顺利。

来访者：好，谢谢。

张 医生点评

孩子教育不可"一刀切"

每个人的爱好、天赋不尽相同，因此很多孩子会出现偏科的现象，文理分科的目的也是为了"因材施教"，让更多的孩子可以依据自己的兴趣和优势，做出对自己更有利的选择。但是有很多学生在学习的过程中，会因为某门学科成绩薄弱，投放过多的精力在这门学科上，出现"较劲"的情况。还有一些学生会因为喜欢或排斥某位老师，进而喜欢或排斥某门学科。这样的选择都可能会使孩子在求学、职业发展方面受到阻碍。更加理性的选择是，根据未来的职业发展方向、兴趣和优势等方面综合评估，合理安排精力，不仅能取得学业的成功，更能为将来的职业发展铺好道路。

（学习动机与学习动力密切相关）

孩子学习不能是因为喜欢某个明星、某个老师，选择一个专业或是行业，这样的选择往往是盲目的、随机的、不能持久的。像本案例中这个女孩是为了离开较差的生活环境，为了孝敬父母，这样的动机能作为一个相对持久的动力。一个人，为了自己的爱好、兴趣、一生的发展，去学习、成长的时候，这样的动力才是更加持久的、可以坚持的，也将是使人一生受益的。

如何在四面楚歌的生活中留住儿子的快乐？

案例概览

年近四十的来访者，本科学历，公司职员。在朋友们眼中她是个开朗热情、乐观坚强的女士，只有她自己心里清楚目前的生活正处于四面楚歌的状态。几年前她独自带着孩子离开老家来到上海生活，经朋友介绍认识现在的丈夫，但现在两人已经分居一年多，婚姻早已名存实亡。近四十岁的"单身母亲"靠自己的能力在上海抚养儿子，需要加倍努力地工作。但因加班时无人照顾刚上小学的儿子，只能选择与母亲、妹妹一家生活在一起。母亲的性格极其强势，对家庭的管理方式太过极端，一直要求身边的人对她无条件服从，还经常打骂来访者的儿子。这样的环境让来访者的儿子变得有些悲观、胆小、抑郁，不愿和别人打招呼，每天早上醒来都叹气，要么就哭。来访者担心再继续这样的生活，会影响孩子的心理健康状况，但以目前的条件，又不知该如何将对孩子的伤害降到最低，为此感到非常困惑，故前来咨询。

咨询实录

张医生：你好！我是张医生，请讲讲你的困扰吧。

来访者：现在最困扰我的事情就是我和母亲之间的关系问题。几年前我带着孩子离开老家和父母一起来到上海生活，爸爸去世后，我和我儿子与母亲、妹妹生活在一起。我母亲今年六十几岁，是个脾气暴躁，控制欲很强的人，她一直要求身边的人对她无条件服从，从她的长辈到我的孩子，无一例外。现在她对我儿子的影响非常大。我儿子还不到十岁，悲观、胆小，每天早上醒来就叹气，担心又是倒霉的一天，我和孩子说今天会不一样，他就会哭。他不愿意和别人打招呼，和小朋友在一起玩得还比较好，但脾气特别急躁。

张医生：现在家里有你和儿子，还有你妈妈和妹妹，还有妹夫等其他人吗？

来访者：还有我妹夫和妹妹的孩子，但妹夫因工作关系很少回来。

张医生：你们是住在妹妹的家吗？

来访者：这个比较复杂，当时我们全家的积蓄都用来买这个房子，因为妹妹的工作在上海，办理购房手续比较方便，所以房子就写她的名字，我们就算是住在妹妹的家。我母亲也经常指着我儿子说"你寄人篱下，还这么不听话、不懂事"之类的话。

张医生：听上去这个家是由你母亲来管理，对吗？

来访者：对的，一直就是她做主。

张医生：如果是妹妹和妹夫自己买的房子，妈妈住过来就会收敛一些。但现在的情况是你们一家人共同买的房子，她在家里的表现就会不一样。

来访者：对，从我妹妹结婚买房到抚养孩子，妹夫的家里很难在经济方面给予帮助，全是我妈妈和妹妹在花钱。

张医生：你妹妹的孩子比你的孩子大还是小？

来访者：比我儿子小。

张医生：你前夫还承担儿子的抚养费吗？

来访者：不承担。

张医生：是你选择不让他承担还是他没有能力承担？

来访者：当初他不同意我带孩子出来，是我自己坚持过来的。

张医生：也就是你离开后不想和他有任何接触。

来访者：对。

张医生：你现在是否有能力独立出来租房子住？

来访者：也不是完全没有，但我一个人带孩子，上班又比较远，没有人帮我管孩子。尽管有课后和假期托管班，但还是有没人负责的时间段。

张医生：现在你和母亲生活在一起，是你和母亲的关系有问题还是你儿子和你母亲的关系有问题？

来访者：我母亲是个性格非常强硬的人，小时候我会极力反抗她，现在随着年龄的增长，虽然不能完全理解她，但她的负面情绪对我不会造成很大影响，我都能忍受。而我儿子年龄比较小，还在成长期，我担心我母亲每天的负性情绪对我儿子的心理健康非常不利。

张医生：关于你母亲在教育孩子时，会给孩子带来不利影响，你能和我说一件生活中你最不能接受的事情吗？

来访者：比如我父亲生前非常疼爱我儿子，也很呵护他，父亲刚去世不久时，我儿子有时不爱吃饭，不听话，我母亲就指着孩子喊"你刚把你姥爷气死，现在又要气死我"，她总是把我父亲去世的责任全部推到我儿子身上。最严重的是现在她总打孩子。

张医生：看来你母亲对你儿子的教育还像是在对待你和你妹妹，而不是隔代教育的方式。

来访者：但我和妹妹不一样，我一岁的时候就被送到外婆家了，妹妹是被我母亲一直带大的，现在患有轻度抑郁症，一直在服用抗抑郁的药物。

张医生：你妹妹能接受你母亲教育孩子和管理家庭的方式吗？

来访者：不能接受，但是因为从小就和我母亲在一起，她比较顺从、软弱，很多事情会采用迂回的办法，慢慢的也适应了，这也是我俩最大的区别。

张医生：也就是说你因为后来回到父母身边，对母亲的很多做法看不惯，尤其不能接受她管教你儿子的行为。但你母亲已经是六七十岁的年龄，改变她几乎是不可能的。

来访者：嗯，我理解。

张医生：很多人遇见你这种情况时，会考虑如何在经济条件允许的情况下，在最短的时间内搬走，从生活上独立出来，可以减少你们之间的矛盾和冲突。毕竟你有自己教育儿子的方法，在不认同父母的教育方式时，三代同堂搅在一起生活，就会给孩子带来不利影响。

来访者：是的。

张医生：还好你儿子比较小，只要你能在近一两年内搬出去，偶尔在你加班或者出差的时候由你母亲照顾他，这些不利影响就不是持续的，还可以改变。如果孩子已经十八岁了，就很难改变。现在你是一个人生活，搬出去以后如果能再组建一个家庭，有个人帮助你一起照顾孩子，孩子还可以调整过来，但最晚要在他初中毕业之前搬出去。还有一点就是从长远来看，你母亲教育你儿子和教育你是同样的方式，渐渐的孩子会感觉和你不是母子关系，而像是兄弟姐妹的关系。

来访者：我母亲现在的确经常在孩子面前指责、批评我，说我不管孩子，只知道顾自己的事情，但我又不能马上离开家，所以很矛盾，不知该怎样把对孩子的伤害降到最小。

张医生：如果你母亲愿意接受你的建议，效果会好一些，比如你和她商量不要在孩子面前批评你，有损你在儿子面前的尊严，尽量按照你的意愿来教育儿子。所以，能尽快搬出去最好，如果暂时不能搬出去，就和母亲商量对这个家的管理要分层，可以在不得已的情况下管教你，但你的儿子应该由你独立管教，除非你不在孩子身边时由她代管。

来访者：我明白。但是我现在觉得特别累，刚开始我也没想要在这住这么久，结果现在我不知道什么时候才能结束。

张医生：我能理解你感觉到累是因为要"两线作战"。在工作方面，你属于外来人口，有生存压力，需要格外努力；家庭方面不但要教育孩子，还要照顾母亲，同时你还单身，就是这种四面楚歌的状态让你感觉到很累。

来访者：是的。很多朋友认为我很坚强，其实我心里知道，我是迫不得已，没有办法。

张医生：是的。但是你现在还不到四十岁，还有很多时间，需要想办法主动去解决问题。第一，如果环境给你这么大的压力，你就要想办法在最短的时间内搬出去，可以给自己设定一个时间表，有了计划就相当于有了希望，让自己知道困难是暂时的。第二，你还年轻，不可能一个人带着孩子独立生活一辈子，要尽快寻找能同时接受你和你儿子的另一半，组建属于你们自己的家庭，生活就会好转。对方不但经济上能帮助你，还能在精神上和感情上给你支持。第三，可怜天下父母心，母亲不是不想帮你，只是方式方法不得当，但改变她几乎是不可能的。

来访者：的确是这样，我知道我母亲非常辛苦。

张医生：对。在不可能改变她的情况下，这样继续熬下去对孩子是极其不利的。

来访者：您刚才说的四面楚歌真的就是我的生活状况。其实来上海后，我也想尽快找个人结婚，并且经朋友介绍认识了现在的丈夫，刚认识时他还在上一段婚姻之中，他一直说是为了我离开了前妻和孩子。我们结婚后不久，我父亲就开始生病，我的大部分时间和精力都用在照顾父亲上，没有凸显出我们之间的问题。父亲去世后不久，我俩的婚姻问题就逐渐凸显出来，我们现在还没有办理离婚手续，但是已经一年多没有见面了。

张医生：也就是说他现在不能给你任何帮助。你们之间都是重组家庭，要慎重地分析考虑，如果还能继续生活，就解决目前存在的问题好好生活；婚姻不能继续的话，总是这样拖着不办理手续对你也没有任何好处。你现在正处于中年向上爬坡的阶段，一个人带着孩子生活肯定非常艰难，所以急需改变现状，把目前对你不利的因素尽量全部去掉，逐一改变你四面楚歌的状态。

来访者：是的。

张医生：首先，如果婚姻不能挽救，先将自己从法律的婚姻关系中解脱出来。你还年轻，有工作，还有很多朋友，可以通过朋友的帮助或者专业的婚介机构，尽快寻找能同时接受你和你儿子的另一半，重新组建家庭，缓解经济和感情的压力。其次，你母亲那边可以如实地沟通你的想法，告诉她目前的状态让你压力非常大，在你有能力搬出去之前，希望她能给你充分的自由和独立的空间行使你作为母亲的权利，改善孩子现在不快乐的状态。如果她能有所改变最好，最糟也就是没有变化，应该不会变得更坏。等你的经济状况好转时尽快搬出来，离开那个高压的环境，这样你的四面楚歌就少了两面。最后，工作方面，你比较努力上进，想办法提高业务能力和工作效率，尽量减少加班的频率，多做能够让你减压的事情。因为加班的时候你会着急回家照顾孩子，就会感觉特别累。这些事情你都排在时间表里去做，每解决一个问题你就会感觉压力小很多，同时其他问题很可能也随之迎刃而解。这些事同时压在你的头上，你还能拥有一份工作，我觉得的确非常不容易，真的是很坚强。

来访者：我明白了。我现在的老板原来是我的朋友，对我的情况也非常了解，他也经常鼓励我尽快找个男朋友，还承诺只要我去相亲，他都准假。但我现在觉得即便结束了这段有名无实的婚姻，面对感情我仍然有很多问题，否则也不会两段婚姻都失败。

张医生：第一，老板对你的同情和支持一定是有限度的，如果你长期都不能解决问题，又耽误工作，他一定会感到厌烦。所以，你必须要有时间表，尽快解决问题。第二，先解决法律上的婚姻关系，让自己处于择偶的最佳状态。再分析是什么问题，这件事很可能是因为你选人有问题。关于如何能选对人我们可以下次再讨论，现在你需要先解决刚才我们讨论的那几点，当你可以谈恋爱的时候，有几个备选不知该如何选择时，我们再做有针对性的讨论。

来访者：好的，我明白了。

张医生：希望今天的分析能对你有所帮助，解决你婚姻的问题，和你母亲深谈之后，涉及筛选男友的问题时，我们可以再次讨论。解决前两个问题后，你也会感觉轻松很多。

来访者：好的，谢谢您！

张医生：不客气，再见！

来访者：再见！

张 医生点评

若不能避免三代同堂生活，教育孩子要设立边界

隔代亲人教育孩子和父母教育孩子的方式、方法难免会有差异，父母都希望按照自己的意愿教育子女，但老人们常常坚定地认为自己教育孩子的方式是正确的。这种状况就容易使父母和老人之间产生矛盾和冲突，这种冲突恰恰不利于孩子的身心健康。若因客观原因必须要三代同堂一起生活，也要分层管理，设立边界，老人要尊重子女对下一代的教育方式，帮助子女树立在下一代孩子心目中的权威，避免在下一代的孩子面前教育子女。如果孩子的身心健康出现问题，可能会导致整个家庭的矛盾和混乱，因此要及时避免此类问题的发生。

为孩子提供安全、稳定的生活环境至关重要

双亲家庭的孩子可以健康地成长，单亲家庭的孩子也可以，关键在于孩子是否生活在动荡、不安全、有冲突，甚至有暴力的环境里。本案例中的孩子一方面生活在三代同堂的环境里，家里经常出现各种矛盾和冲突，每天都在争吵声中生活；另一方面，妈妈有两次失败的婚姻，爸爸、爷爷、奶奶等角色总是在更换，让孩子处在动荡不安中。这样的家庭环境就会给孩子的成长带来负性影响。这些问题肯定不能由孩子来解决，需要家长尽快解决。因为动荡的、有冲突的、有暴力的家庭就容易出现有病态的孩子，所以为孩子创造相对安全的、稳定的、和睦的生活环境非常重要。

凡事只有做得不同，结果才会不同

很多人遇到困难时，常常不停地抱怨，觉得前途渺茫，看不到希望，不愿自己想办法或充分利用专业资源去解决问题，甚至知道如何解决问题也不愿去做。这样的结果就是像祥林嫂一样，每天把自己的不幸挂在嘴边，每天强化自己的负性情绪，不但让自己变得越来越不开心，身边的人也会受到影响，尤其对孩子的影响是不可逆的。相反，如果为自己设定一个时间表，有计划地逐一去做能改变困境的事情，接受那些不能改变的事实，这个过程就已经让自己看到了希望，可以提醒自己困难只是暂时的，只要做得与之前不同，未来的结果也一定会与以前不同。

文化休克[1]的中国男孩要一辈子"啃老"

案例概览

来访者为中国男孩，十岁时随母亲和继父来到美国生活，现在美国读六年级。他喜欢美国，以后打算留在那里生活，但他不知道该如何融入这个社会。老师反映他不愿与同学们交流，对老师的提问常常答非所问，对文化课也不感兴趣，尤其讨厌上历史课，认为历史都是过去的事情，没必要学习。对以后的生活也没有任何危机感，对父母的依赖性很强，几乎没有内在的学习动力，更没有想过要通过自己的努力去了解当地文化，将来立足于美国社会。

在来访者母亲的眼里，儿子是因为小时候在国内的生活太过颠沛流离，频繁的更换生活环境和教育方式，导致孩子没有安全感，缺乏自信心。现在又完全更换一个国家，语言和文化都发生了变化，担心孩子的不合群是因为得了自闭症[2]，前来寻求咨询师的帮助。

1　文化休克（Culture Shock）是1958年美国人类学家奥博格(Kalvero Oberg)提出来的一个概念，指一个人进入到不熟悉的文化环境时，因失去自己熟悉的所有社会交流的符号与手段而产生的一种迷失、疑惑、排斥甚至恐惧的感觉。"休克"本来是指人体重要功能的丧失，如身体失血过多，呼吸循环功能衰竭等。但是，当一个长期生活于自己母国文化的人突然来到另一种完全相异的新的文化环境中时，其在一段时间内常常会出现这种文化休克的现象。文化休克常见于移民中，或者是在一个社会内，不同文化背景的民族因文化生活环境发生根本性改变的时候。

2　自闭症又称孤独症(autism)或孤独性障碍(autistic disorder)等，是广泛性发育障碍(pervasive developmental disorder，PDD)的代表性疾病。该病症一般起病于三岁以内，主要表现为三大类核心症状，即：社会交往障碍、交流障碍、兴趣狭窄和刻板重复的行为方式。

咨询实录

张医生：你好！我是张医生！你有什么困惑需要咨询呢？

来访者母亲：张医生，您好！今天主要是我儿子来找您咨询。我先把他的情况和您介绍一下，可以吗？

张医生：没问题。

来访者母亲：我儿子今年在美国读六年级，从出生到现在他先是和我单独生活，后来和父母一起生活，再后来又与外公外婆生活，分别是在中国不同的城市，从十岁到现在都与继父和我生活在美国。他现在特别敏感，不自信，老师反映他总是与人保持距离，不太合群，没有与人交流的习惯和愿望，与他人讲话时也很少正视别人的眼睛。从不正面回答老师的提问，总是侧面回答，常常出现所答非所问的情况。

张医生：他现在读六年级，讲英语有障碍吗？

来访者母亲：日常对话没有问题，但因为六年级所学的知识已经有些深度，有时老师讲的一些内容他还是不能理解，所以考试成绩不太好，只能拿到基本的分数。

张医生：他现在还不到十五岁，是吧？

来访者母亲：对，不到。大概情况就是这些，您现在和他沟通，好吗？

张医生：好的。

来访者：您好，张医生！

张医生：你好！听你妈妈讲你在美国的学习遇到了一些困难，你能讲讲是什么事情困扰你吗？

来访者：没有什么特别困扰的。

张医生：与班级里的其他孩子相比，你感觉自己的学习怎么样？

来访者：比较中间吧。

张医生：你觉得融入美国这个社会有困难吗？

来访者：还可以吧。

张医生：是可以和当地的孩子一样，考大学等都没有问题，是吗？

来访者：可以玩到一起。

张医生：那和他们一样读高中、考大学有问题吗？

来访者：我觉得还可以吧，应该没有问题。

张医生：你觉得自己快乐吗？

来访者：挺快乐的。

张医生：你平时和父母有冲突吗？

来访者：没有。

张医生：也就是你认为自己没有什么困扰，对吗？

来访者：我觉得没有。

张医生：你母亲觉得你在学校回答问题的情况、和同学的交流以及自信心方面都有问题，你觉得是这样吗？

来访者：是吧，我不太喜欢回答老师的那些问题。

张医生：你能听懂老师讲课的内容吗？

来访者：大部分能听懂。

张医生：听不懂的那部分是什么原因呢？

来访者：有些东西没学好。

张医生：什么原因没学好？

来访者：学新的东西时不清楚是什么。

张医生：你们是用英语上课吗？

来访者：是的。

张医生：你觉得你学不好是因为英语有问题还是文化课有问题？

来访者：文化课的问题。

张医生：是听不懂还是不感兴趣。

来访者：不感兴趣。

张医生：你不愿意学习，是吗？

来访者：嗯。

张医生：有没有想过不学习的话，以后打算做什么？

来访者：不知道。

张医生：你喜欢美国这个社会吗？

来访者：喜欢。

张医生：你以后想留在美国还是回到中国工作？

来访者：美国。

张医生：如果学习不好，以后你能做什么呢？

来访者：不知道。

张医生：妈妈和你讨论过这些问题吗？

来访者：忘了。

张医生：你们班级里中国孩子多吗？

来访者：不多。

张医生：有没有想过当你长大后需要自己找工作生活，需要赡养父母时，怎么办呢？

来访者：没想过。

张医生：你知道美国社会的平均教育水平比国内要发达一些吗？

来访者：好像吧。

张医生：在这样的社会环境下，没有文化，不接受教育，未来的生活怎么办呢？

来访者：不知道。

张医生：平时回到家里喜欢读书吗？

来访者：没有。

张医生：那平时都做什么？

来访者：和同学玩或者上网。

张医生：爸爸妈妈管教你吗？

来访者：管，让我读书。

张医生：但是你自己没有学习的动力，是吗？

来访者：有时候有，有时候没有。

张医生：有动力的时候是什么原因呢？

来访者：因为网上无聊。

张医生：也就是你更喜欢上网，当网上无聊的时候你就想学习了，是吗？

来访者：嗯。

张医生：但第二天又不能坚持，是吗？

来访者：差不多吧。

张医生：和当地同龄的孩子相比，你的身体状况怎么样？

来访者：比较胖。

张医生：胖到什么程度？

来访者：没有非常明显。

张医生：很好，我听明白了。你愿意让你妈妈再来听电话吗？

来访者：可以。

来访者母亲：您好，张医生。

张医生：你好，我刚才和孩子的对话主要看看他是什么问题。他在家里主要讲中文还是英语？

来访者母亲：和我讲中文，和他继父讲英语。

张医生：他刚才和我的对话，与平时在家里相比，讲的话算多还是少？

来访者母亲：他基本上不和陌生人说话，像刚才和您的对话，平时在家里也是这样。比如，我问他今天在学校开心吗？他就回答不开心或者还行。

张医生：和继父讲英语，那他继父是中国人还是美国人？

来访者母亲：美国人。

张医生：首先，孩子最大的问题是内在动力不足。他自己没有学习的动力，对未来也不清楚。正常情况下，我们是学习累了上网放松一下，而他刚好相反，网上无聊时才想起学习。第二是对自己的身份认同问题，他认可美国这个社会，也打算留在那里，但不知道该如何融入这个社会。在美国，他属于"少数民族"，想在这里立足，必须非常优秀才可以。可他成绩最好时才是班里的中游，这样继续发展下去，就难以在当地立足。幸亏他现在才六年级，在初中和高中还有机会变好，如果高中毕业还在中游就难以改变了。

来访者母亲：对，这点我们经常和他提，但是他好像不太懂。这也是我觉得他英语不太好的原因，比如老师留的作业，经常是他完成的作业与老师的要求不一样。他能听懂老师说的句子，但不能理解老师要表达的具体意义是什么。

张医生：看来你已经意识到了，未来就要着重在这两方面努力。另外，刚才他提到自己的身体偏胖，胖到什么程度？

来访者母亲：比美国的孩子要胖一些。他身高将近170厘米，体重60公斤，在国内的话，我觉得算是正常，不是超胖。

张医生：那的确不胖。现在比较重要的是要给孩子灌输危机感，既然他已经决定留在美国，接下来就要清楚有什么优势才能立足并很好地服务于这个社会。我想了解一下，你现在有工作吗？

来访者母亲：我暂时是不工作的。

张医生：这样的家庭在给孩子灌输危机感的时候，一般会让孩子知道母亲是因为某些原因可以不用工作，但是他作为一个男孩子，不可能永远不去工作，一直靠妈妈养着，这样不但没有人愿意嫁给他，以后的人生也会很不稳定。

来访者母亲：我每次和他说到这些的时候，他就说他不需要女朋友，要永远留在家里。我说妈妈不可能养你一辈子，万一哪天妈妈突然去世了，你怎么办？他说如果那样，他立刻就去自杀。

张医生：这种长期依赖家长的孩子在国内称为"啃老族"，慢慢就失去了自己生存的能力。这个孩子现在才读六年级，在以后的时间里还可以循序渐进地调整，如果高中毕业还是这样的想法，就很难再改变。从现在开始首先要让他有危机感，锻炼他的自立能力，比如帮家里做家务事，暑假出去打工赚钱等，慢慢锻炼独立、吃苦的精神。先在思想上戒掉"啃老"的习惯，再从行动上戒掉。其次，既然决定留在美国，作为这里的少数民族，能力不能是当地水平的平均线以下，否则未来的生活会很艰难。最后，要融入美国的社会，不仅语言要与当地人一样，还要了解当地的文化。他现在听课有困难，说明语言还有障碍，理解文化就更难了。

来访者母亲： 对，他对历史非常不感兴趣，还问老师，"历史都是过去的事情了，了解它还有什么意义"。

张医生： 了解历史的原因是因为你要留在这个国家生活，历史是中学的必选课、大学的必修课，未来你周围的朋友、同事等都了解这个国家的历史，你总是不了解当地的历史和文化，就永远是这个社会的边缘人。以后面对一个雇主时，对方发现你不认同他们的历史和文化，语言也有问题，又是个外国人，你想他怎么会愿意聘用你呢？那样的话你就没有办法融入这个社会，到那时你都无法再回到国内生活，因为你也不了解中国的历史和文化。

来访者母亲： 我们和他说很多这样的话，但在行为上他都没有什么变化。

张医生： 这个的确比较难，但要持之以恒，还好你现在没有什么工作压力，在家里的时间比较多，很多东西和他一起去学，或者带他参加一些集体的学习小组，有时候一个人学习很枯燥，大家一起游戏、一起学习就比较容易感兴趣，同时其他人还能给他创造危机感。总之，要融入一个国家，语言和文化是非常重要的，否则总是被边缘化，成功的概率就非常低。

来访者母亲：我想问您一下，像他这种情况，没有什么轻微的自闭
　　　　　　症吧？以前老师建议我们去找专业的医生，我们怕其他的
　　　　　　同学对他的态度会有转变，就没有去找。

张医生：找医生进行评估可以，但是不要急于进行项目训练，现在
　　　　看起来他并不像自闭症的孩子。一是因为自闭症的典型特
　　　　点是语言沟通非常困难。他用中文进行沟通非常流利，还
　　　　能用英语日常对话，语言能力明显超出自闭症的孩子。二
　　　　是自闭症的孩子不可能在班级的学习成绩达到中等，一般
　　　　都需要进行特殊教育。如果他刚才讲的都是真的，就不存
　　　　在自闭症的问题。在我看来，他的问题首先是"文化休
　　　　克"，想要留在这个国家，但是不想融入这里的文化；第
　　　　二是学习没有动力，总想着"啃老"。

来访者母亲：好的，谢谢您！确定不是自闭症就好，那我们就努力
　　　　　　想办法让他产生学习的动力。我很认可您的观点，他内心
　　　　　　没有动力就很难在行动上有所作为。

张医生：对的。他只是想肉体上留在美国，并没有想在思想上融入
　　　　这个社会，同时还有"啃老"的想法，把这两个问题加以
　　　　解决就会变好一些。希望今天的分析对你有所帮助。

来访者母亲：我觉得非常有帮助，这样我就知道他到底是什么问题
　　　　　　了，接下来我就继续努力锻炼他的能力，非常感谢您！

张医生：不客气！再见！

来访者母亲：再见！

张 医生点评

如何帮助孩子克服文化休克

1. 迅速通过语言关，才能融入新的文化。孩子从一个国家换

到另一个国家生活，需要经历两种不同的文化。为了避免孩子出现"文化休克"的现象，父母要迅速帮孩子通过语言关，出国前就要打好语言基础，出国后加强对当地语言的了解，才能在学校听懂文化课，进而了解并融入新的文化。

2. 培养独立、吃苦的精神，锻炼自给自足的能力。国内的孩子社会支持系统非常好，父母和隔代亲人帮助他们做太多的事情，导致越来越多的孩子过于依赖家庭，养成"啃老"的习惯。而这样的孩子难以在西方发达国家生存，所以，父母如果计划将孩子送出国外生活，即便家庭背景比较优越，也要锻炼孩子从做一些小事情开始，逐渐树立危机感和竞争意识，培养独立吃苦的能力和自给自足的精神，避免养成"啃老"的习惯。

(孩子出国的最佳时机)

孩子出国时间的早与晚不是关键问题，明确孩子选择哪种人生目标才是最重要的。如果只选择完全融入新的国家，未来要留在那里生存，自然是越早越容易适应，出去得太晚就要面临语言关和文化关，相对比较困难；如果孩子的选择是要"中西合璧"，甚至"学贯中西"，两种文化都融入，将来可以游刃有余地立足于两个社会，就需要稍晚些出国。

(避免孩子被社会边缘化)

家长要避免孩子对两边的文化都不了解，既不能融入国外的生活，又不能适应国内的生活，最终被两个社会边缘化，在两个国家都不具有独立生存的能力。家长需要帮助孩子完成适应新环境的转变，至少要培养孩子掌握一门国外的语言和一项技能，将来在职场上才能有竞争的优势，但孩子最终更适合留在哪个国家发展，还要综合评估孩子的喜好、优势及其社会资源。

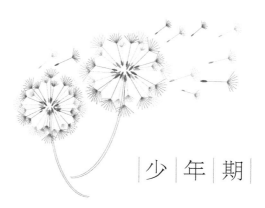

少 年 期

上初中的儿子厌学、不回家

案 例概览

　　来访者是一个初中男孩的母亲。孩子从小不爱学习，上初中后成绩一路下滑，无心学习，对抗家长和老师的教育，经常跟学习不好的同学在外面跑，甚至出现夜不归宿的情况。

咨 询实录

张医生：你好！我是张医生，讲讲你的困扰吧！

来访者：我的孩子从小学就不爱学习、不爱写作业，老师总是找我，让我盯着孩子写作业。上了初中之后，上半学期还好，下半学期我可能也是有些放松，孩子干脆就不学习了，每门课成绩都很差。他还总是跟那些学习不好的孩子在外面跑，现在我连人也见不着，我现在不知道该怎么办（哭泣）。

张医生：你现在是非常难过，你需要休息一下，或是拿一个面巾纸擦擦眼泪吗？

来访者：我有纸巾。

张医生：好。我刚才听你讲孩子是从小学，大概七八岁开始到现在上初中，都不太爱用功学习，是这样吗？

来访者：是的。

张医生：那他平时不学习，都干些什么呢？

来访者：就是跟着同学在外面跑，如果是同学在上课，他就在外面等着，等着同学们下课了，他再跟他们一起玩。

张医生：那他经常玩些什么呢？比如有的小孩喜欢去网吧。

来访者：网吧他去不去我不知道，因为他平时兜里没钱，但是有时候他晚上不回来，我问他晚上在哪住，他说在网吧。

张医生：家里有电脑吗？

来访者：有。家里的电脑就是放假的时候让他玩，还有周末的时候可以让他玩几个小时。

张医生：你现在发现他玩电脑游戏很内行、很熟练吗？

来访者：是的。

张医生：也就是说他不是靠在家里玩的时间练出来的，很可能是在外面也在练习，对吗？

来访者：应该是。

张医生：那他跟朋友们在一起有没有其他不良嗜好，比如抽烟、偷东西、打群架等？

来访者：打群架还没听说，抽烟我知道有。

张医生：去歌舞厅、吸毒，这些事你没有发现过，是吧？

来访者：这些都没有。

张医生：在家里，他对待你们，我指的是您和孩子的爸爸，有暴力行为吗？

来访者：他爸爸经常会说他，态度不是很好。

张医生：那他有没有反击的时候？他现在也是大小伙子，有一定的体力，想要打你肯定也打得过了，他现在有这种行为吗？

来访者：没有，没有动手打我们，就是有时候我们要训他的时候，跟我们对着喊。

张医生：那你有没有问过他，或是他自己说过，他未来想干什么，毕竟现在已经是十几岁了，跟小的时候还不太一样。

来访者：没有，你就是问他，他也不说。他就说在外面高兴一天是一天，他说在学校里老师训他，回到家里，家长也训他，就在外面，没人训他，自由，高兴。

张医生：那你觉得他的健康情况怎么样，在外面可能没有家里吃得好，你感觉他的身高、饮食这些有没有影响呢？

来访者：应该是健康的，现在长到174厘米。

张医生：嗯，那这是好事。另外，他在他那个群体里，小伙伴中，他是追随者还是小伙伴们的领导者？

来访者：追随者。

张医生：我还想了解一下，你们家里的经济条件如何？是否别的小孩需要通过考学、打拼获得的东西，他已经有了，比如房子、车子。你们家的经济条件是在中等水平偏上，还是更好？

来访者：中上等水平，家里基本上是要什么有什么。

张医生：你有没有带他，或是他自己有没有机会去北京、上海、广州这种大城市？

来访者：放假期间，我经常领着他出去玩。

张医生：他玩完之后有没有什么感受？自己在家乡不愁吃喝，看看北京人、上海人的生活什么样，有没有讨论过这些感受？

来访者：没有，他从来不说这些。有时候，我领着他去大连玩，跟他说"你看大连多好，你可以努力考学考到这里"。他说"我就要在我们那儿待着"。

张医生：有没有领他到大学校园里看看？

来访者：这次来北京，我领他去北京大学看了。当时刚进去的时候他觉得挺好的，觉得挺羡慕的，但是过一会儿就不行了。

张医生：不行是什么原因呢？比如你跟他讨论看看这里的人你感觉跟家乡的人是一样的吗？看看这里的男男女女，有没有感到跟家乡人的生活方式不一样？他没有再说点什么吗？

来访者：没有。他也说感觉大学校园氛围挺好的，都挺有素质的，但是过一会儿，他的思想就转变了。

张医生：这是持续性的问题。但是我需要知道他首先是不是认为这是好的，如果认为没什么好，那比较麻烦。你有没有跟他讨论大学里的人，跟家乡的人有什么不一样的地方？

来访者：一说这些，他就打岔。

张医生：你家里人跟他讨论过这些吗？

来访者：很少讨论。

张医生：有什么原因吗？为什么不跟小孩讨论这些？

来访者：一跟他说，他就不爱听，嫌我们磨叽。

张医生：你跟先生两个人，你们是大学毕业吗？

来访者：先生是大专毕业。

张医生：家里有没有这样的情况，回到家跟小孩一起读读书、看看报，讨论讨论新闻、国家大事什么的？

来访者：没有。

张医生：嗯，现在是这样，有几点好的方面我感受是很深刻的。第一，作为母亲，你是一位拥有正确的价值观的母亲。虽然你的教育程度不是很高，可是你希望孩子在教育方面比你们更好，你愿意带孩子到大城市、大学校园去参观。只有正确的价值观才能慢慢地影响孩子，过去总讲"书香门第"，并不是书本身就能把小孩变好，指的是家里的生活习惯，讨论新闻、国家大事，慢慢就把喜爱读书、喜爱思考这个习惯传给下一代。非常重要的就是，要有这样的风气。那现在你在家里没有这种氛围的前提下，也力争把小孩培养好，这是非常好的。事实上，并不是父母大学毕业，孩子才能大学毕业，往往是很多农村家庭孩子最后变成优秀的学者了，但是来自家庭的引导很重要。第二，如果你能够以身作则就更好。但是拥有正确的价值观，这已经很好了。第三，你和先生打下了一个基础，有这样的资源，使得孩子可以到大城市来，接受训练，这是没有资源的人所做不到的。所以，这些都是我认为你做得非常好的地方。

来访者：谢谢。

张医生：那我们现在来说说，小孩为什么会发展成这样。一个孩子变好或是变坏，跟家庭的环境、周围的社区、学校的教育这三面有关。你现在做得非常好的地方，是带他来大城市，来北京大学参观，更不要说还有故宫、鸟巢这类地方，光是学校的人文环境就是很不一样的。这些地方不是去一次就可以，也不能采取说教的方式。家长和老师如果都是用说教的方式，那样效果不会好。

来访者：对，都是说教的方法。

张医生：身教重于言教。第一，参观大学会对孩子有一个冲击，但是"冰冻三尺非一日之寒"，问题也不会马上就能解决。第二，我知道你现在让孩子参加了一个北京的主题训练营，寓教于乐，这个群体里有和他情况类似的孩子，也有不一样的。有的时候小孩和家长一起参观起到的效果不大，跟同学们一起或跟老师一起，就会觉得新鲜，愿意去交流。孩子从你的身上已经继承了好的价值观，再在这里，和有人文素质的人在一起，摔打一段时间，让老师影响他一段时间，效果就会好一些。有的时候，你说的绝对正确，孩子不一定愿意听。你说他和那些孩子在一起学坏了，但是现在这里的孩子也都在环境的控制之下，大家可以一起接受这种人文方面的熏陶。现在看起来，家庭和以前的学校的环境控制效果不太好，现在你给他换了个环境，等于是在环境控制方面做了努力，你这个方法是很好的。我这样的讨论，你能听清楚吗？

来访者：听得清楚。

张医生：我现在看起来你为孩子很着急，都落泪了。十几岁的孩子就是有这样的特点，气你的时候能把你气得半死，但是如果变起来也会很快。很多人是小时候调皮捣蛋的，长大以后都非常优秀，这都不是坏事，只要往正道上引导就可以了，这样的孩子是有救的。青春期的孩子最容易反叛，但是改变起来效果也是最明显的。如果现在已经是四十几岁了，那很难改变了，现在的年龄是完全可以改变的。所以，你现在不需要这么悲伤，因为你的情绪很可能会影响你对孩子的引导和教育，孩子看你情绪越来越坏，他心里也会有压力，自己又不知道该怎么做的时候，很可能会破罐子破摔；冷静的时候，你容易想出好主意。你的气愤是可以理解的，但是千万别被气糊涂了。

来访者：那现在这孩子好像对什么事情都没有兴趣，这怎么办呢？

张医生：我不认为这个孩子对什么都没有兴趣，你刚才说孩子昼夜不归，一定是孩子对什么有兴趣，而你没有发现。他现在知道和谁一起玩，知道玩什么，还能照顾好自己，营养没受影响，所以我觉得，他不是对什么事都不感兴趣，是对你想让他感兴趣的事情不感兴趣。

来访者：是。那我该怎么发现呢？

张医生：这就需要在主题训练营的老师帮助下，去发现孩子的兴趣点。如果他就对游戏感兴趣，那将来可以考虑计算机专业，在美国，还专门有游戏专业，中国也有很多游戏公司。所以，爱好游戏并不一定都是坏事，需要去发掘一下他感兴趣的都是什么。在主题训练营里有集中观察的时间，去发现他的哪些兴趣是可以和将来的职业相关的，在这里可以观察到有的时候父母观察不到的事情。所以现在不是要悲伤、放弃的时候，是需要找一些策略的时候。你在这里做得非常好的就是，价值观正确，又帮孩子寻找了好的资源，这都是非常好的。现在需要做的就是和主题训练营的老师配合，很可能他们会有更专业的评估，是你所没想到的。你觉得我们这样的沟通，心里会舒服一些吗？

来访者：好多了。

张医生：我知道你很难过，是一种真情的流露，现在咱们得化悲愤
为力量，研究怎么去引导孩子，使他变好。我理解你的心
情，把家里的条件都创造好，现在小孩不争气，很是难
过，但是在这个过程中，你已经做得很好，不是失败的母
亲，现在是想要做得更好。下一步就是如何跟专家配合，
在这期间，适当的难过是没有问题的，但是如果天天这
样，对你身体不好，还可能影响夫妻感情，对小孩变好也
无济于事。我觉得在这段时间你要多花点时间配合专家把
孩子的不良习惯一点点改过来。他现在还处在可变期，可
以有效果，至少不会比现在还要差。这样讲你能接受吗？

来访者：可以。

张医生：那你今天还有其他要问的吗？

来访者：没有了，谢谢。

张医生：那你就继续观察一下孩子，如果今后还需要继续讨论，我
们可以再回来，好吗？

来访者：好的，谢谢！

张医生：不客气，再见！

张 医生点评

　　父母都对孩子有自己的期望，大部分家长希望孩子能够学业
有成，将来工作上有所成就。在遇到孩子出现学习、行为不良等问
题时一般会采取指责、批评的态度，往往使问题越来越糟糕。实
际上，孩子的问题并非单纯只是孩子自身的问题，往往跟家庭的引
导、学校的教育和社会环境密不可分。

（首先，孩子的问题是家庭教育的问题）

　　对于不同阶段的孩子，家长的教育方式需要有所调整。在孩子上

小学之前，家长的主要方式是示范，即亲自做给孩子看，这个时候的孩子不懂得什么大道理，家长的一言一行直接影响孩子；孩子在小学毕业之前，家长的主要方式是教育，这个阶段的孩子已经开始主动思考，逐步建立自己的价值观，家长需要在这个时候给予孩子正确的引导；孩子上初中以后，家长需要更多与孩子平等地交流和探讨问题。如果前两个阶段，家长没有做好示范和教育，那么此时孩子很可能会对抗父母的教育和引导。比如，家长要孩子回家多看书、好好学习，孩子很可能会说："你都从来没有看过书，为什么让我看！"

其次，孩子的问题是学校教育的问题

家长在对学校环境的控制上，可以采取三方面努力。一是和老师勤沟通，了解孩子在学校的表现，发现孩子的兴趣与特长。二是在原有的学习环境里，已经出现适应不良的情况，可以帮助孩子换一个新的、更好的环境，例如此案例中的孩子。三是有条件的家长，可以带领孩子去大学校园参观、引导孩子与自己感兴趣领域的成功人士接触等，资源受限的家长，可以通过给孩子看大学的宣传材料、相关影视作品等。目标就是为孩子树立榜样和偶像，使得孩子能将自己的兴趣和爱好转化为职业发展的方向。

最后，孩子的问题是社会的问题

所谓"近朱者赤，近墨者黑"，"孟母三迁"便是为了孟子的教育和成长而三次改变居住环境。家长需要主动参与孩子校外生活，筛选好的朋友，这样孩子被坏朋友影响的机会就少了。有的家长，自身学历不高，也没有读书、看报的习惯，那可以通过交这样的朋友，为孩子营造这样的环境。就像不爱打球的父母，如果孩子喜欢，就也要参加一些这样的体育运动。有很多海外华人会定期带孩子回国参观。这样的做法，与家长带孩子去好的大学参观，有异曲同工之妙。

因为讨厌老师，所以排斥学习

案 例概览

  此案例的来访者是一个孩子与他母亲。孩子今年十几岁，正在读初中，父母都是生意人，初中学历，因工作的关系，对孩子的照顾较少。来访者因为成绩不好已经降级一年，依然没能让学习成绩好转。询问其原因，他认为老师不是自己喜欢的类型，所以渐渐地对学习失去兴趣，甚至非常排斥，自诉只要不学习，让他做什么都可以。但他又不愿辍学回家，计划高中毕业后有能力就考大学，没有能力就去当兵。母亲希望孩子能好好学习，将来考进一所好大学，只是孩子对学习的排斥让她不知道该怎么办。

咨 询实录

张医生：你好，我是张医生，请讲讲你的困扰吧。

来访者母亲：我不知道我儿子是怎么想的，他平时待人接物都特别
     懂事，也听话，就是不愿意学习，说学不进去。

张医生：在和孩子通话之前，我想了解一下你和你先生是什么学
    历？

来访者母亲：我们都是初中毕业。

张医生：孩子现在读几年级了？

来访者母亲：读初中。我已经让他留级一年了，感觉他仍然对学习
     不是很感兴趣，成绩总是上不去，我特别着急。我和他讨
     论过如果不想上学就不去了，他不同意，想继续上学。问

他学习情况，他说注意力难以集中，总是溜号，每堂课只能听十到二十分钟的课。

张医生：他在家里都和谁一起生活？

来访者母亲：只有我们一家三口人。

张医生：好的，我是为了了解一下他的生活环境。现在没什么其他问题了，可以和他通话了。

来访者母亲：好的。

来访者：张医生，您好！

张医生：你好，我刚才听你妈妈讲了，你在学习上面有些困难，是吗？

来访者：嗯，我就是玩儿心太重，学不进去。

张医生：你都玩什么呢？

来访者：对我来说，只要不学习，做什么都是玩儿。

张医生：也就是说，只有学习让你觉得不舒服，其余做什么都可以，对吗？

来访者：对。

张医生：你这种情况有多久了？

来访者：一直都有。

张医生：你上课时能听得进去老师讲课吗？

来访者：我能挺住不闹。

张医生：挺住不闹，但心思不在课堂上，是吗？

来访者：既然挺住不闹，硬憋着也能听进去一点，不多。

张医生：你说的"憋"是指不让你动，憋得难受？还是对讲课内容不感兴趣憋得难受？

来访者：对讲课内容不感兴趣，听不进去。

张医生：上课时你有没有身体特别想动的感觉？比如站起来走走或者伸伸腿之类的，还是脑子里打不起精神来听课？

来访者：一般都是想睡觉，也想起来走动，但是不动也可以。

张医生：有没有老师反映你上课的时候总是不老实，动来动去的？

来访者：没有。我能坐住，就是学不进去。

张医生：也就是学习学不进去，如果让你玩个电子游戏，或者看个电视剧，你都没问题，是吗？

来访者：差不多吧。

张医生：你不爱学习，与科目有关系吗？有没有喜欢学的？

来访者：原来我比较偏科，现在因为老师的原因，我也不偏了，都不喜欢学了。

张医生：原来喜欢哪科？

来访者：数学。

张医生：最不喜欢哪科？

来访者：语文。原来也挺喜欢英语的，现在变成最不喜欢的了。

张医生：你喜欢数学的哪方面？做题，背公式，还是解决问题？

来访者：我喜欢通过动脑筋把问题解决。

张医生：你有没有想过如果不学习，以后做什么呢？

来访者：想过，我想初中毕业后读高中，如果有能力就考个大学，考不上就去当兵。

张医生：部队里有很多严格的规矩和训练，你能受得了吗？

来访者：那是我的愿望，而且我自己喜欢，就算再难我也要坚持。

张医生：你想坚持做自己喜欢的事很好。但现在你才读初中，还有点早，当兵需要在高中毕业之后。其他的还想过要做什么吗？

来访者：原来我的想法很多，现在反而不想了。

张医生：我可以这样理解吗？实际上你不是讨厌学习，只是觉得学习这件事毫无乐趣，对吗？

来访者：原来我对学习有兴趣，自从老师有了变化之后就一点兴趣都没有了。

张医生：老师发生了什么变化？

来访者：就是老师不是我喜欢的类型，而且我很排斥他。但他是老师，我又不能不听他的话。

张医生：如果是个你喜欢的老师教你，你还是愿意学习的；但如果老师是你不喜欢的，就不愿意学，对吗？

来访者：嗯。

张医生：那你喜欢什么类型的老师呢？

来访者：关心我们的老师。

张医生：是关心你们班的同学，还是对你特别关注？

来访者：我不确定，以前的老师对同学们特别和气，对我也很重视，我也愿意听他的课，但是现在不是了。

张医生：现在的老师对你们不重视，对你个人也不关注，是吗？

来访者：也重视，只是他重视的方法不太妥当。不和我们好好说话，态度生硬，没有耐心，脾气急躁。

张医生：你的闲暇时间，都喜欢做什么呢？

来访者：找个地方喝喝茶，看会儿电视，玩会儿电脑都可以。

张医生：像你这个年龄的孩子，出去喝茶的不太多，玩电脑的倒是比较多，你一般在电脑上做什么呢？玩游戏、看小说还是做什么？

来访者：电脑我仅限于看动画片和电视剧，游戏以前还玩，现在几乎不玩了。

张医生：还有什么其他的爱好吗？

来访者：如果是我喜欢看的书，我会很愿意看，能一字不落地坚持看完。

张医生：在家里爸爸妈妈有没有说过你特别爱动？坐不住板凳，总是跑来跑去的？

来访者：没有，平时我的性格是很老实的。

张医生：只要和学习有关的事情你都不愿意做，与学习没有关系的你就可以做，是吗？

来访者：可以这么说。

张医生：有没有什么喜欢的体育运动？

来访者：原来想学街舞，现在也不去了。

张医生：你喜欢和男孩还是和女孩一起跳啊？

来访者：我就是觉得跳舞好玩儿，和谁都没有关系。

张医生：我知道你父母都是生意人，工作比较忙，你能和我说说你一天的生活吗？早上起来是自己去上学还是父母送去呢？

来访者：除了特殊情况，都是我自己去。

张医生：学校离家远吗？你是乘坐公交车还是走着去？

来访者：走着或者骑自行车都可以。

张医生：一天要在学校待多久呢？

来访者：上午从七点到十一点半，下午从两点到五点。

张医生：那你放学后都做些什么呢？

来访者：写完作业，看会儿书，看会儿电视。

张医生：你回到家的时候爸爸妈妈会在家吗？

来访者：一般不在。

张医生：谁给你做饭呢？

来访者：家里有东西自己做，没有就出去吃。

张医生：每个月平均下来能有多少天是在外面吃？

来访者：那要取决于我父母回不回来。

张医生：每个月能有五次吗？

来访者：比五次要多得多。

张医生：去外面都和谁一起吃呢？

来访者：有时候自己，有时候和朋友。

张医生：其他小朋友为什么也不在家里吃呢？

来访者：有时也是家长不在家，有时是为了陪我。

张医生：你们一起吃饭由谁来付费呢？

来访者：有时候"AA制"，有时候我付，有时他们付，钱对我们来

　　说并不重要。

张医生：和你一起吃饭的这些小朋友是固定的吗？还是每次都不太
　　　　一样？

来访者：有固定的。

张医生：固定和你吃饭的小朋友学习成绩怎么样？

来访者：有学习好的，也有不好的。

张医生：你们班里有多少学生？你在班级里的成绩大概在什么位
　　　　置？

来访者：六十人，我是中等偏后。

张医生：你们年级有多少班？人数最多的班级有多少人？

来访者：一共八个班，最多的六七十人，最少的三四十人。

张医生：你们班为什么人数那么多？

来访者：我们是实验班，班级里竞争很强，都是好学生。

张医生：陪你吃饭的同学里有没有成绩排在班级里前十名的？

来访者：有好的，多数都是学习不好的。

张医生：你目前所在的中学在当地与其他中学相比，怎么样？

来访者：算好的。

张医生：听上去你家里的经济状况良好，如果父母帮你找一个你喜
　　　　欢的老师做家教，你觉得有没有可能让你的成绩变得好一
　　　　些呢？

来访者：现在没有这种可能了，因为我对学习已经没什么兴趣了。

张医生：人有的时候会因为某件事带来的挫折感比较强而不喜欢
　　　　做。如果能有个参加冬令营或夏令营的机会，让你出去一
　　　　个月或者半个月的时间，专门与你喜欢的老师一起，想办
　　　　法激起你对学习的兴趣，你愿意吗？

来访者：如果参加冬令营或夏令营，我不去，如果去旅游，我就
　　　　去。

张医生：学习性质的旅游呢？

来访者：对我来说兴趣不大。

张医生：如果找一个你喜欢类型的家教，有兴趣吗？

来访者：也不会有很强的兴趣。

张医生：你愿意试试吗？

来访者：我觉得没有必要试了。

张医生：为什么呢？

来访者：因为我现在对学习已经到了很排斥的地步。

张医生：你刚才提到你是想上大学的，如果一直像现在这么排斥学习的话，肯定考不上大学。即便去当兵也要等到高中毕业之后，而你现在才读初中，接下来每天都要做不喜欢的事情，生活得多痛苦啊。还是你愿意用几个月的时间找人帮你改变学习的方式、方法，也许能激起你之前对学习的兴趣，起码有这种可能，你觉得呢？

来访者：我觉得有可能，但希望不大。按你的说法，读高中应该很难，但我们这边读高中是比较轻松的，不管成绩怎么样。

张医生：那你们班里现在六十人，有多少人能考上高中？又有多少人能考上大学？

来访者：大概四十个人能考上高中吧，最后应该能有十几个能上大学。

张医生：好的。通过刚才的沟通，我觉得你的确像你妈妈说的那样，是个懂事的孩子，我要了解的情况都了解了，接下来我要和你妈妈讲几句，你还有什么问题要问吗？

来访者：没有了，谢谢张医生，你和我妈妈讲吧。

来访者母亲：你好，张医生。

张医生：你好，通过刚才我和你儿子的沟通，第一，我觉得他没有什么身心方面的疾病，比如多动症之类的问题。他明确提出，因为老师不是他喜欢的类型，所以对学习失去兴趣。第二，小孩的学习一般以榜样为主，比如钱学森出身于书香门第，从小到大，除了读书很少见到家人做其他事情，而你和先生都是初中毕业，当然这不是责备你们，只是帮你分析他在你们身上没有得到学习的榜样。

来访者母亲：我明白。

张医生：好。第三，很多农村家庭的孩子也能考上好的大学，是因为家长的时间比较充足，会创造很多机会管教孩子多读书学习，再加上家境不太好，孩子自己会产生奋斗的动力。而你和先生因为工作的原因，没有更多的时间管孩子，家里经济状况良好，孩子接触餐馆的时间比和你们在一起的时间还要多，导致他的生活和休闲方式更像参加工作之后不需要再努力奋斗的成年人，与同龄孩子每天要学习、运动、打球、玩游戏等生活和休闲方式不太一样。

来访者母亲：对对，我们也有这样的感觉。

张医生：第四，我们常讲"近朱者赤，近墨者黑"，他不爱学习，如果每天与爱学习的孩子在一起吃饭、玩，也能对他产生积极影响。但我刚才问过了，和他在一起的孩子几乎没有班级里前十名的，大家在一起总是讨论与学习不相关的问题，就不利于激起他对学习的兴趣。第五，如果让他认为考高中、上大学像"自古华山一条路"一样，需要付出很多努力才能实现，也许能激起他对学习的动力。但他给我的答案恰好相反，说你们那边读高中比较轻松，这也让他对学习产生懈怠的态度。以上五点就是你的孩子对学习失去兴趣的原因。尽管求学不是唯一的道路，但是如果想走求学这条路一定不能是现在的状态。

来访者母亲：我明白了，你说怎么办呢？

张医生：在刚才的沟通中，他给了我们两个提示。第一，他喜欢对他关注度比较高的老师，那作为家长在经济状况允许的情况下，是否可以帮他找个家教，这个家教不应该是他现在不喜欢的老师。

来访者母亲：他们老师也关注他，班主任曾经用一个月的时间在教室后门盯着他，怕他溜号，后来只要他往后门看，就能看见班主任在盯着他看。我觉得他是被老师"盯"烦了。

张医生：这种"关注"让他感觉像在"蹲监狱"。找个家教不是盯着他，而是和他一起学习，体验学习的乐趣，慢慢养成爱学习的习惯。就像有人每天坚持锻炼身体，一天不去会觉得浑身难受，而有些人一天都不愿意去，就是因为养成习惯了，那么养成爱锻炼身体的习惯和养成爱学习的习惯是同样的道理。很多大学生都可以做这样的事情，相当于找个大孩子和他一起学习，给他树立榜样，弥补你的家里没有学习榜样的问题。既然他提到喜欢的老师能对他产生影响，就找个能对他产生影响的老师，才有可能对他的结果产生变化。如果继续重复之前无效的方式，结果也不会改变。因为只有做得不同，结果才会有可能不同。

来访者母亲：好的，我和他商量一下。

张医生：第二，他提到现在学习很烦，有没有可能在假期集中利用一到两个月的时间，去发达的城市参加一些由大学组织的"学习夏令营"或"科技训练营"等学习性质的旅游，体验大学生活，让他接触大城市里好的大学和学习较好的孩子，用大城市的环境来刺激他对学习的想法，也就是用示范的作用来影响他。这两点刚开始做时会不太容易，但要试着去做，因为不试的结果你已经知道了。我这么分析能对你有帮助吗？

来访者母亲：帮助很大，谢谢你！

张医生：不客气，再见！

来访者母亲：再见！

张 医生点评

（用开源节流的思路培养孩子的学习兴趣）

随着社会经济文化的快速发展和进步，激烈的竞争使得越来越多的家长夜以继日地忙于工作，但为孩子创造了良好的经济环境的同时，忽略了对孩子学习、心理等方面的教育，导致很多孩子出现上述案例中的问题。关于孩子对学习毫无兴趣的问题，家长可采用"开源节流"的思路来解决。"开源"就像很多人要攒钱一样，得找更多的机会和资源创造金钱，针对孩子的学习问题也是同样的道理。孩子过去试过的有效的办法可重复使用，对于有利于孩子学习的资源，要尽量为其创造。比如缺乏榜样和示范的作用，就要为孩子创造条件，寻找学习的榜样。"节流"在攒钱的过程中是指要减少开支，而对于解决孩子排斥学习的问题，就是指找出致使孩子失去学习兴趣的原因，尽量改变或调整。如果是因为同伴的负性影响、不良生活习惯导致孩子不愿学习，就要减少与这类同伴的交往，改变不利于学习的生活习惯。

（身教重于言教）

从理念上讲，孩子的问题首先是家庭的问题、学校的问题、社会的问题，然后才是他们自己的问题。我们的小孩基本上接受的都是应试教育，应试教育最大的弊端就是把孩子学习的兴趣都"教"没了，因为上学除了应付考试，他们看不到还有什么意义。家庭在这里就起到了非常重要的作用。如果有的小孩特别缺少计划性，那很可能家庭本身也缺少计划性，或者是父母自己做计划但没有教给孩子，所以小孩没看出计划性怎么重要。那么在本案例的家庭中，父母每天和孩子讲读书非常重要，但他们都是初中生就可以赚那么多钱；相反既然教育、读书重要，孩子没见过他们在哪里读书看报。所以，孩子不会相信家长那些空洞的道理，他既没看到计划的重要性，也没看到读书的重要性，那么家庭带给孩子的言传身教是不可能实现的。

花季少女不爱学习、爱打架

案 例概览

　　来访者为十五岁的初中女生，正值花季，性格却像个"假小子"，不仅不爱打扮、无心学习，还经常因为一些小事与同学发生矛盾，甚至会动手打人。来访者的父母自营工厂，大哥当过兵，二哥练习武术，两个哥哥曾经也是坏学生，如今已经结婚生子，并且规劝她不要再打架，要好好学习。对于家人的规劝、老师的管教，来访者似乎没有放在心上，照样我行我素，甚至连期末考试也没有参加。学校校长在与来访者谈话后，没有收获预期的效果，便将其介绍给咨询师，希望能够帮助她改变不良的行为习惯。

咨 询实录

张医生：你好，我是张医生，讲讲你的困扰吧。

来访者：我就是学习压力比较大。

张医生：那讲讲你的压力吧。

来访者：没什么可讲的，不知道该怎么讲。

张医生：你的老师讲你好像有些困扰，别人会给你一些压力，你做了什么事让别人觉得你有问题？

来访者：他们觉得我脾气暴躁。

张医生：你自己觉得呢？

来访者：有时候脾气不好。

张医生：因为什么事爱发脾气啊？

来访者：跟同学闹矛盾，我就骂他们。

张医生：呵呵，你今年多大？

来访者：十五岁。

张医生：现在是初中几年级？

来访者：初三。

张医生：你是经常跟女孩子闹矛盾，还是跟男孩、女孩都有？

来访者：现在的女孩都可疯狂了，有的在宿舍里吸烟。

张医生：那你跟她们都是因为什么事情闹矛盾呢？

来访者：就是有些事感觉不对劲，就可能闹矛盾。

张医生：什么样的事叫不对劲啊？

来访者：说不清。

张医生：说不清啊。那别人不惹你的时候会闹矛盾吗？

来访者：不会啊。

张医生：一个星期里，你有几次和别人发生矛盾？

来访者：就那么一两次吧。

张医生：闹矛盾最凶的时候什么样子？会打人吗？

来访者：不会。

张医生：那你发脾气的时候做什么？

来访者：就不理这个人呗。

张医生：你知道是谁介绍你来做咨询的吗？

来访者：我们校长。

张医生：他为什么认为你需要做咨询呢？

来访者：我也不知道。

张医生：你们校长说过你有什么问题吗？

来访者：我没有跟他谈过话。

张医生：你有受到过学校的处分吗？有老师找你谈话，说你是坏孩子吗？

来访者：有啊。

张医生：那他总得有个说法啊，为什么认为你是坏孩子呢？

来访者：前两天期末考试没参加，副校长找我谈话让我考试，我没去。

张医生：你为什么不考试呢？

来访者：啥也不会，不想考，学不进去。

张医生：什么时候开始不爱学习的？

来访者：初一开始。初二打了一次架，换了新班主任。

张医生：你跟老师打架还是跟同学？

来访者：同学。

张医生：因为什么事打架啊？

来访者：因为另一个同学，合不来就吵起来了。

张医生：动手了吗？

来访者：动了。

张医生：打坏人了吗？

来访者：没有，就扇了脸了。

张医生：她扇了你，还是你扇她？

来访者：我扇她。

张医生：我现在在电话里看不到你，你能描述一下，别人形容你是比较像"假小子"呢，还是认为你是比较温柔的女孩啊？

来访者：（笑）长得温柔，性格像"假小子"。

张医生：哦，听起来也是这样。你家里有兄弟姐妹吗？

来访者：有两个哥哥。

张医生：哦，你是小妹妹，两个哥哥帮你打架吗？

来访者：他们劝我别打架了，不支持我打架。

张医生：挺好的哥哥，你为什么没听呢？

来访者：这……她们都欺负我，心眼特多，跟我"玩心眼"，我玩不过她们。

张医生：嗯，因为"玩心眼"玩不过她们你就动手了，是这样吗？

来访者：她们还说话带刺儿，我就受不了了，就起了冲突。

张医生：嗯。你的两个哥哥都是干什么的？

来访者：我大哥以前当兵，二哥是学武术的。

张医生：哦，你父母是做什么的？

来访者：开厂子的。

张医生：那你以后想做什么呀？

来访者：还没想那么远呢。

张医生：你现在十五岁了，再过三年就是大姑娘了，你想过三年之后做什么吗？

来访者：卖衣服。

张医生：那你怎么学会卖衣服呢？你家里也没有人卖衣服。

来访者：到时候再学呗。

张医生：你想现学现卖？

来访者：我实在读不下去高中了。

张医生：你不准备读高中了？

来访者：嗯。

张医生：一个女孩初中毕业去卖服装，现在这样的人太多了。你知道现在做生意，卖衣服很难吗？不像最开始大家都不懂得做生意，先下海的人很容易赚钱。你想卖衣服，我没听出你有什么资源和长处呢！

来访者：没有长处。

张医生：这就是问题呢！如果是我去买衣服，我为什么不选择去一个有文化的、开商场的人那里去买呢？

来访者：嗯。

张医生：另外，你刚才说你像个"假小子"似的，你平时喜欢打扮吗？

来访者：不喜欢。

张医生：那你卖的衣服谁敢买呀，我穿上以后都找不到女朋友了。

来访者：呵呵。

张医生：你明白我的意思吧，卖衣服得有品位，没有品位，甚至是没有文化，很难有人会去买呀。

来访者：我明白。

张医生：卖衣服需要很多技能，采购、选样、定价，这些都得是有文化的人才能做好。你是想文明地卖衣服，没想"强卖"是吧？

来访者：是。

张医生：对啊，那你就得开始准备自己啊。如果连初中都不好好读书，你怎么能做到这一点呢？

来访者：嗯……

张医生：现在在国内不管做什么，哪怕是当兵，最低都得是高中毕业，这个你知道吗？

来访者：知道。

张医生：对啊，现在卖衣服我没看出你有什么长处，家里也没有资源，那你还能干点什么呢？

来访者：不知道。

张医生：不管你将来是想卖衣服、当兵，还是读大学，现在都得把高中读完，现在没有文化能做的事情非常少。

来访者：嗯，明白。

张医生：对啊，现在你不是为校长学习，也不是为家长学习，而是从你自己想干点什么出发，再过三年就成大姑娘了，得干点什么事啊，为了你自己得继续把书读好。哪怕不上大学，也得读技校、中专，基本文化都没有是很麻烦的。

来访者：嗯。

张医生：你不想当"问题少女"，对吧？

来访者：对。

张医生：我听起来你很聪明，也很会表达自己，现在不爱学习，还跟同学打架，这还真是个问题。你刚才讲别人"心眼多"，你知道"心眼多"是怎么来的吗？

来访者：不知道。

张医生：学习、看书能够"长心眼"，如果像你这样整天拳打脚踢就很难"长心眼"了，光长身体了。

来访者：嗯。

张医生：关于学习，你是所有的科目都学不好，还是有偏科？

来访者：数学成绩最不好。

张医生：那学得好的科目和学得不好的科目有什么区别？是你听不懂，还是不想学？

来访者：听不懂。

张医生：那如果老师单独给你讲，你能听吗？

来访者：能。

张医生：你觉得你听不懂是因为基础差，还是你不开窍啊？

来访者：基础差。

张医生：你家里的经济条件还好吗？如果请个家教，单独给你"开小灶"，有可能吗？

来访者：可以。

张医生：那这很好，说明家里还有一定的资源，家里人也支持你好好学习。你的两个哥哥原来不是像你这样，是吗？

来访者：原来也是坏学生。

张医生：现在变好了，对吗？

来访者：嗯。

张医生：那你为什么不跟他们取取经呢？

来访者：呵呵……

张医生：没问过他们是吗？他们两个都是高中毕业，对吗？

来访者：是。

张医生：那你也得至少读到高中毕业啊。

来访者：嗯。

张医生：对啊，他们都是高中毕业才能当兵啊，练武术啊，你也得至少高中毕业才能做你想做的事。你愿意自己是个有心眼的姑娘，还是个傻姑娘啊？

来访者：有心眼的。

张医生：对啊，那读书、学习才能让人长心眼，整天直来直去，不会思考问题，也很麻烦呢。

来访者：嗯。

张医生：你两个哥哥都结婚了吗？

来访者：结婚了。

张医生：有小孩吗？

来访者：有。

张医生：那你都当姑姑了！

来访者：嗯。

张医生：你这姑姑也没做好榜样啊！

来访者：我的侄女还小呢。

张医生：那她长大了被人一问，"姑姑干吗呢"，说是去少年管教所了，这听起来很麻烦呢，呵呵。

来访者：嗯。

张医生：你想过未来也像哥哥一样，慢慢变好吗？

来访者：想过。

张医生：对啊。如果你连初中都没毕业，整天打架，长大了谁敢娶你啊。以后有一天你有了小孩，我说的是长久的未来，孩子说妈妈是不识字的人呢，那你怎么去管教小孩，这么多麻烦呢，都是大问题，对吗？

来访者：对。

张医生：所以你看，不管是未来想开个服装店、当个好姑姑，还是未来嫁给什么人、做个好母亲，都得有一定的文化，初中毕业跟文盲差不多。现在你知道上大学的有多少人吗？

来访者：不知道。

张医生：60%—70%，如果再加上读高职、中专的人，那数量就更多了，如果你连高中文凭都没有，那就非常麻烦了，好多事情都做不了。

来访者：嗯。

张医生：你现在打架的事情也很麻烦，把别人打坏了你父母得赔钱，你得去少管所，把自己打坏了，将来好多事情都受影响，所以你两个哥哥劝你是对的，我很高兴听到他们不支持你打架。我这么说对你有帮助吗？

来访者：有。

张医生：另外关于学习的事情，你回去可以这样和父母商量："我和张老师谈完了，发现我的学习基础比较差，你们帮我找找家教，给我吃点'小灶'可能会对我有帮助。"

来访者：嗯。

张医生：你现在十五岁，脑子也很好使，抓紧时间调整自己都还来得及，你现在要是二十五岁就比较麻烦了，人年轻的时候容易犯错误，改过来就好了。但是如果基本的文化都没有，你将来嫁人都会很有问题，"女大十八变"你听过吧，现在抓紧时间改变，三年之后你就变成亭亭玉立的大姑娘了，好吗？

来访者：好！

张医生：那你把我刚才跟你谈的这些事情回去和老师、父母谈一谈，好吗？

来访者：好的。

张医生：希望今天的谈话能对你有所帮助。还有什么问题吗？

来访者：没有了。

张医生：那祝你新的一年能够好好学习。

来访者：谢谢！

张医生：谢谢你的参与，再见！

张 医生点评

（激发孩子的学习动力，需从目标入手）

很多孩子会出现学习问题，而缺乏学习动力又是其中常见的问题。对于此问题，家长或老师一味批评、说教是无法取得良好的效果的，相反，能够与孩子沟通将来的打算，从目标入手调动孩子自身的动力，才是更加有效的方法。例如，本案例中，咨询师从现状和来访者的目标中引发矛盾，从将来想要卖好衣服、成为有心眼的人、做好姑姑、结婚生子、教育儿女的不同角度，从人生不同阶段的不同目标出发，循循善诱，调动来访者好好学习，完成基本学业的动力。

（对"大孩子"的教育更需要以理服人，以身作则）

对于初中及以上的孩子的教育，强制的管教方法很难奏效，他们大多都有了自己对事物的看法，家长和学校的教育更应该顺势而为，发掘孩子自身的资源，引导其走向正路。很多时候如果家长自身文化水平低，又希望孩子能够好好学习，很难起到榜样和示范的作用，这时候可以帮助孩子树立其他的榜样，或是求助于专业的心理咨询师，帮助孩子解决实际问题和困扰。

（鉴别孩子不良行为习惯的原因，及早干预）

不少孩子在成长过程中会出现一些不良的行为习惯，如说谎、偷窃、打架等，这些坏的习惯如果不能得到及时引导和干预，很可能会逐渐演变成犯罪行为，给个人、家庭和社会带来极大的危害。家长在遇到孩子出现不良行为习惯时，不可一味打压、指责，需首先寻求专业机构鉴别孩子产生这些行为的原因，排除孩子是否存在冲动控制障碍[1]、对立违抗障碍等心理问题或疾病，再加以专业干预。

1　冲动控制障碍（Impulse-Control Disorders）：表现为患者常常无法控制自己的冲动，做出一些不当的行为，这些行为往往是社会规范所不容的或是会给自己带来伤害。患者的焦虑程度非常高，冲动行为发生之后焦虑得到释放，会感到放松或愉悦，对自己的冲动行为感到后悔或抑郁。

懵懂女生成长的烦恼

案例概览

来访者是一位正处在青春期的初二女生，原本无忧无虑的花季少女,不久前突然在内心深处升起了强大的"野心"，开始渴望考高中、读大学、当律师，感受着成长带来的兴奋与激动的同时，她的注意力却变得难以集中，过去充实、快乐的自己也一去不复返。

咨询实录

张医生：你最近有什么困扰，让你想来做咨询？

来访者：我从这个学期开始读单词的时候读得不清楚，上课老师提问的时候我会莫名其妙地心跳，最重要的是上次英语老师叫我回答问题的时候，我居然笑了。回家之后我就反思自己，觉得特别对不起英语老师。然后，我内心深处升起了特别强大的野心，开始特别努力地背课文。我觉得现在的我和原来的我不一样了，我就打电话问同学，同学说我长大了，我就特别兴奋，兴奋了一个晚上，我不知道该怎么跟别人去述说，对于我自己来说，这是特别重要的事情，所以，我跟别人说的时候就特别兴奋，就像精神失常了一样。没想到第二天的时候，写作业拿笔手发抖。我还把别人想得特别狭隘，也不想上学了，基本上就是这样。

张医生：你今年读初中几年级了？

来访者：初二。

张医生：嗯，我需要跟你澄清一下，你觉得特别重要、特别兴奋地告诉同学的是什么事情，你能再重复一下吗？

来访者：他们都说我长大了。

张医生：是什么事情让同学们认为你长大了。

来访者：我内心升起了特别强大的野心，开始很努力地学习。

张医生：噢，可能原来大家觉得你是个学习不好的孩子，突然之间你变得很有"野心"，所以大家觉得你长大了，那么你说的"野心"是指想考高中、考大学之类的事情吗？

来访者：对。

张医生：哦，其实你说的野心是上进心，这是一件好事，可能因为你以前不是这样做的，所以觉得新鲜、兴奋。那么，第二天你的兴奋劲儿过去了，拿笔写字的时候手发抖又是怎么回事儿？

来访者：是我在家写作业的时候，我不停地想刚才我跟你说的那件事情，觉得特别激动，想的时候手就会抖。

张医生：这样"激动"了大概多长时间？

来访者：大概有三天的时间。

张医生：有没有激动到睡不着觉的程度？

来访者：有。

张医生：是激动自己长大了、成熟了，还是觉得自己成功了，很快就要实现目标了？

来访者：是觉得自己要成功了。

张医生：你这个成功指的是什么？

来访者：我特别想当一名律师。

张医生：为什么想当律师呢？

来访者：因为一直都很喜欢。

张医生：你是家里有人做律师，还是看到谁做律师了，还是在电视上看到律师了，所以自己也想当律师？

来访者：是在电视上看到律师了。

张医生：看到律师很有风度就想当律师，是吗？

来访者：是的。

张医生：嗯，想当律师要先考上大学才行，你觉得自己努力学习就离目标近了一步，就觉得很兴奋。那么，从你跟同学讲这件事情到现在有多长时间了？

来访者：应该有一周了，现在比原先平静了许多，但还是有点儿兴奋。

张医生：现在对你吃饭、睡觉有影响吗？

来访者：前三天有影响，现在好多了。

张医生：还有其他让你觉得兴奋的事情，或者稀奇古怪的想法吗？

来访者：还有就是上课的时候特别集中不了注意力，老师说的话我总听不进去。

张医生：这个问题有多长时间了？

来访者：一周时间。

张医生：你觉得跟你的兴奋、激动有关系吗？

来访者：我觉得兴奋劲儿应该已经过了。

张医生：那注意力的问题是越来越严重了，还是越来越轻了？

来访者：最近几天好转了很多。

张医生：太好了，为什么好转了呢？

来访者：可能是家长开导了我，我自己也有了一些认识吧。自从心里有了野心，就不像以前了，笑也不会笑了。

张医生：以前上课不应该笑的时候你会笑吗？

来访者：以前很快乐，现在那种快乐感在降低。

张医生：嗯，以前是个无忧无虑的孩子，现在变得理性了、沉重了，是这样吗？

来访者：是的。

张医生：那么，你注意力不能集中的时候，有没有想站起来到处走、到处动、跟同学闹的情况？

来访者：没有，有时候会想一下，但是能坐得住。

张医生：老师讲课的时候，你的脑子在想什么呢？

来访者：想这一天家长对我说的话，特别郁闷，想笑也笑不出来。

张医生：就是胡思乱想？

来访者：对。

张医生：因为我们现在是通过电话在做咨询，所以我看不到你的长相，你帮我回忆一下，你周围有没有人说过你像个"假小子"之类的话？

来访者：有人说过，但是初中之后少了很多。

张医生：那你初中之前是什么样的表现呢？

来访者：我其实不太多动，上课的时候可以坐得住板凳，我就是爱玩枪。

张医生：哦，你说这一周比较兴奋、注意力不太集中，那么一周以前也会胡思乱想吗？

来访者：少一些。

张医生：你有没有注意力比较集中，胡思乱想少一点的时候？

来访者：有的。

张医生：那些时候和现在有什么区别吗？

来访者：那时候觉得更充实、更快乐一点。

张医生：那你一周以前上课的时候，老师讲的话能听得进去吗？

来访者：能。

张医生：那时候跟现在做得有什么不一样的地方吗？

来访者：这学期换了数学老师，数学课听不进去，但是这两三天能听得进去了，不会的东西也知道去问老师了。

张医生：所有的课都一样吗？还是有的课能听进去有的课听不进去？

来访者：语文课能听进去，数学课不行。

张医生：这两门课，对你来说有什么区别呢？

来访者：我觉得是老师的问题。

张医生：语文老师和数学老师，在你看来有什么不一样？

来访者：数学老师是新换的。

张医生：新换的这位数学老师，你是更喜欢还是更不喜欢？

来访者：不喜欢，但慢慢开始适应了。

张医生：现在的数学老师与原来的数学老师有什么不同呢？

来访者：现在这个数学老师不怎么提问我。

张医生：你喜欢被老师提问、被挑战，对吗？

来访者：对。

张医生：你平时注意力不集中，别人一跟你说话，你就容易集中注意力，是这样吗？

来访者：是的。

张医生：你觉得你现在的学习成绩会影响你考上高中吗？

来访者：如果我调整过来，考上高中应该是没问题的。

张医生：你自己也想上高中，是吗？

来访者：是的，想上。

张医生：家里人支持你上高中吗？

来访者：支持。

张医生：家里有资源给你请个家教吗？

来访者：有。

张医生：嗯，这些都是好事，祝贺你。那今天咱们的谈话达到什么样的效果，你会觉得比较满意？

来访者：我想让自己注意力更集中一些，学习成绩再提高一些，心态更快乐一些。

张医生：好，那平时有什么能让你觉得快乐、放松的事情吗？

来访者：我喜欢打网球，虽然我没打过，我还喜欢听音乐，喜欢看《哈利波特》。

张医生：你说没打过网球，那有什么你做过的、让你觉得快乐的事情？

来访者：打羽毛球。

张医生：你打得好吗？

来访者：打得还算可以。

张医生：嗯，听起来你现在正处于青春期，生理上的变化很大，对学习的影响目前虽然还不是非常大，但长期下去可能会影响你考高中，还好你不是偏科，不是讨厌学习，而是老师的风格造成的问题。

来访者：你说的对。

张医生：所以，现在有这么几件事情咱们可以讨论一下。第一，你喜欢老师提问你，可以让你的父母跟老师去谈，请老师多关注你、多提问你。这个偶尔老师可以做到，但是一个班级里有几十个孩子，让老师天天照顾你一个人，不太容易。所以，如果让你找几个志同道合的同学组成一个学习小组，大家互相提问，这样就能帮你集中注意力，刺激你学习，比较容易让你的学习成绩变好，你觉得有这种可能吗？

来访者：有可能，我有几个关系要好的同学，我可以邀请大家组成学习小组。

张医生：太好了。第二，你成绩比较差的、影响你考高中的科目，需要请专业的家教老师来一对一地辅导你，这位老师当然就会经常提问你了，还能帮你预习功课，你再去学校上课的时候就容易听得懂了。你觉得你的父母有条件给你请家教老师吗？

来访者：有，我妈妈以前就一直想给我请家教，只是我自己不愿意，现在看起来可以考虑考虑。

张医生：好，这是第二件事情，你可以跟爸爸妈妈再商量一下。第

　　三，要想办法在课后放松，经常做一些让你觉得放松的事情，你才会变得快乐，而且，一定是做那些你自己喜欢的事情，像你刚才提到的听音乐、打羽毛球。你觉得这些对你会有帮助吗？

来访者：有帮助。我还有最后一个问题想问你，我特别在意别人对我的看法，在意别人评论我。

张医生：你这个年龄的孩子，还没有自己的事业和家庭，所以同学们之间经常会相互议论、说风凉话、起外号。你不能阻挡别人讨论你，但别人说的话，你可以做到不当一回事儿，不往心里去，不认真对待。反过来，如果反复琢磨别人为什么说自己，就特别容易生气。

来访者：嗯，懂了。

张医生：更重要的是，如果你交一些好朋友，组织了学习小组，请了家教老师，又要去学校上课，课后又要听音乐又要进行体育运动，你的时间就排满了，生活变得丰富多彩了，就没有时间理会别人的闲言碎语了。平时，只要听听老师和家长的话就可以了。

来访者：嗯，就是把精力放在有意义的事情上，少管别人的闲言碎语。

张医生：说得太对了，你觉得还有别的事情需要讨论吗？

来访者：没有了。

张医生：那今天就谈到这里，你回去试试我们今天讨论的方法，如果觉得没有效果或者效果不明显，可以再跟我们联系。

来访者：好的，我回去会试试看。

张医生：嗯，每个人从童年的无忧无虑走到青春期这个人生阶段，都会有一些烦恼。同时，这些烦恼也是走向理性、走向成熟和进步的标志，所以，这些烦恼是"成长的烦恼"，我为你正在经历成长的烦恼感到高兴，祝贺你。

来访者：谢谢你！

张医生：不客气，再见！

来访者：再见！

张 医生点评

（青春期的变化）

　　初中之前，无论男孩还是女孩往往都处于"无知无畏、无忧无虑"的人生阶段。女孩大约从十到十二岁开始，男孩从十二到十四岁开始进入青春期，由于个体差异巨大，通常把十到二十岁这段时间统称为青春期，主要以生理上的性成熟为进入青春期的标志。青春期，是一个孩子由儿童到成年的过渡阶段，在身体和心理方面都会发生许多奇妙而重大的变化。

（成长的烦恼）

　　孩子从天真无邪的儿童变成青春期的少男少女，开始对自身的形象、情感、学习、职业选择、未来前途等方面的问题进行思考，成长中的各种烦恼自然不可避免。在孩子这个人生极为重要的转折时期，家长首先应该祝贺孩子的成长与烦恼，其次需要调动一切可以调动的资源，帮助孩子适应变化、顺利过渡、健康成长。

女儿为了与无业男友同居而放弃学业

案 例概览

来访者为一位中年女性，为女儿代询。来访者不满十八岁的女儿不仅放弃学业，还和比自己小两岁的男朋友同居，住在男孩的父母家里。更让人担忧的是，女儿的男朋友也不再读书，还经常打架斗殴，两个人基本上靠玩电脑度日，也没有找工作的打算，靠双方的家长给予经济支持。让来访者焦虑和寒心的是，自己每次和女儿沟通，女儿都表现得很冷淡，现在每次回家基本上就是要钱，完全听不进去家长的话。来访者对女儿可以说是无计可施。

咨 询实录

张医生：你好！我是张医生，讲讲你的困扰吧！

来访者：你好！我想改善和我女儿的关系。她现在正处于青春期，对我特别冷淡，我也不知道该从何讲起。

张医生：这种冷淡有多长时间了？

来访者：有一年多了。

张医生：在你看来是什么原因呢？

来访者：就是前段时间不好好上学，还交了一个男朋友，经常不回家，对我特别冷淡，我怎么说她也不听，还特别倔强。

张医生：交男朋友之前跟你的关系比较好是吗？你感觉她自从交了男朋友跟你的关系就变坏了，是吗？

来访者：应该是吧，交了男朋友之后经常夜不归宿，我发现了就制止她，她就对我越来越冷淡。

张医生：你女儿多大了？

来访者：还不到十八周岁。

张医生：那她现在做什么呢？

来访者：就在她男朋友家。

张医生：你说跟男孩在一块是跟他住到一起去了，同居了？

来访者：嗯。

张医生：这种关系有多长时间了？

来访者：据我知道的有将近一年了。

张医生：那你跟女儿谈过吗？她是打算跟这男孩结婚，还是找工作，或是做点什么？

来访者：这个男孩比她还小两岁，我问过她，她说不知道，而且那个态度特别冷，好像没法交流。我怎么说她，她都不回家，一回家就是要钱。

张医生：你跟你的女儿关系变坏，是因为你反对她跟男朋友交往，是吗？

来访者：没有，我发现她谈恋爱的时候，其实没有反对。我跟她讲："现在你们的年龄都小，先好好上学，将来到了年龄，你们有缘分在一起，我也不反对你们成家立业。"她答应得挺好的，但是什么都不做。

张医生：她现在还在上学吗？

来访者：没有，而且她以前上学的时候也特别不安分，想逃课就逃课，这男孩也不上学了。两个人还彼此都对对方不放心，总是打电话，担心对方和别人有什么，互相看管着。

张医生：那你跟女儿谈过吗？他们俩将来想干什么呀？听起来两个人都是"啃老族"。你刚才讲他们现在也是住在男孩的父母家，不是他自己的房子，对吧？

来访者：是的。我说过她，她表面上答应但什么都不做，问她将来，她都说不知道，继续问，就对我态度极其生硬，让我别管了，就没法交流下去了。

张医生：这还不是不管的问题，现在你是很纠结，说明你还在意这个孩子，时间长了，你跟先生很可能会讨厌她，打算放弃她，她不能"啃老"的时候怎么办啊？现在你们和男孩的父母还都接受孩子"啃老"，等有一天发现孩子成人了，也没什么希望，都烦了，不管了，那这两个孩子靠什么生存啊！如果只是早恋，那还好办一些，现在听起来更严重，书也不读了，工作也不去找，只是两个人在一起满足跟"性"有关的需要，就算两个人都不再找其他的人，但是这个不能解决生存的问题。这些事，在她这个年龄需要去考虑了。父母不可能养他们一辈子，一旦离开父母的保护伞，生存问题就变得迫在眉睫，吃饭、租房子都得需要钱。我不太清楚你的女儿希望通过什么方法养活自己，读书、工作是两个途径，看起来她好像都不太愿意做，是吗？

来访者：她就跟我说她想上学去。

张医生：但她没上啊，这是问题。

来访者：她上的时候，在学校也不好好学。

张医生：对啊，听起来上学是个借口，打着上学的名义，拿着父母的钱，去谈情说爱，现在是骗父母，读书不是目的，读书是为了找个工作生存，她打算靠什么生存？这是我说的第一个重要的问题，你必须要跟女儿去谈的。第二，你问过她吗？她现在采取避孕措施了吗？她知道怎么预防性病、预防怀孕吗？这些重大的问题，你跟她讨论过吗？

来访者：一问她就说不知道。

张医生：不知道不代表就能不怀孕啊！如果怀孕了是流产还是生下

来啊？你刚才说男孩比她还小，这些做法都还只是孩子，不像成年人呢！如果是一个二十八岁的女孩和一个二十六岁的男孩谈恋爱，听起来还比较严肃，一个十八岁的女孩和一个十六岁的男孩谈恋爱，听起来是小孩过家家。看起来你的孩子关于未来的工作、生存和由性生活可能带来的后果都不知道该怎么去处理，这些都需要去跟她谈的，还不光是母女关系这么简单。即使你们母女关系再好，这三件事解决不好，你的孩子也可能毁掉了。

来访者：可是我一跟她说这些事的时候，她就跟我翻脸了，就没法说了。

张医生：对，她不让你管不要紧，她自己得能处理好这些事，她现在一旦失去父母的保护，生存都会有问题，这能不管吗？

来访者：我现在就觉得没法再跟她谈下去了，她完全听不进去。

张医生：对未来她也不担心？

来访者：对。

张医生：你跟那个男孩的家长谈过了吗？

来访者：我跟他们也聊过，这个男孩就是那种爱打架的孩子，他的妈妈也说管不了他，觉得只要不惹是生非，两个孩子在一起就在一起吧。

张医生：对啊，如果父母对孩子的要求只是不杀人放火，这个要求未免太低了，毕竟小孩才十几岁。如果两个孩子再一起生个小孩，那就更难有出头之日了。

来访者：而且，我还发现一个问题，我的女儿和这个男孩在一起，也不像其他人谈恋爱让人感觉特别快乐，好像还要看别人脸色。两个人在一起除了吃饭、睡觉就是玩电脑，也没别的事情可做。我看她的日记里，描写自己的心态好像也是很失望了，但是你一跟她谈起这事，她又说她离不开这个男孩。

张医生：她没跟你讲过这个男孩吸引她的是什么地方吗？是这个男

　　　　　孩给她尊严、为她打架、给她钱花吗?

来访者：我问过她，她说她也不知道。这个男孩也很少给她钱花，她还经常管我要钱给这个男孩花，唯一的一点就是觉得他比较讲义气，为哥儿们打架。

张医生：打架不叫讲义气啊。你还是没有讲明白，她为什么会被这个男孩吸引，比她还小两岁，一般女孩不是这么选择的。你试着给她去找找咨询师吗?你讲话她不愿意听，找咨询师跟她谈谈。

来访者：她特别拒绝这个事情。

张医生：有机会的时候，还是需要找个咨询师跟她谈谈，听听她自己的想法。像她这样的年龄，很多孩子都已经上大学了，正开始他们美好的生活。她现在这种情况是很麻烦的，不求上进、不想未来，和小混混在一起，随时有可能生小孩，好在现在还没有吸毒、打架，做这些违法的事。所以，现在不是母女关系的问题，而是你的孩子到了危险的边缘，急需干预。作为家长，也许因为对孩子的失望，之前批评得比较多，甚至可能打骂，现在孩子不愿意听你的了，那得找个咨询师来跟她谈。最好还能抓紧时间让她完成职业高中教育、保护好自己的身体，她这个年龄还是可以被教育的年龄。也有很多人一辈子没有接受非常好的教育，找一份工作，也能过得踏实而快乐。

来访者：是啊。

张医生：但是她现在的情况不同。第一，除了交男朋友，她好像没有其他感兴趣的事;第二，交往的男朋友，还是个小混混，并且有很多恶习，将来会不会违法乱纪都不敢保证;第三，看起来这个男孩的家里也指望不上，你也不可能养活他们一辈子。所以有机会你还是得能跟她去谈这些事，把她内在的动力调动起来。现在听你来讲，好像她除了交朋友，学习、找工作、嫁个好人家都没有什么动力，也许她有什么想法，你没有谈出来。不仅没有动力，看起来价值观也存在一些问题，为什么会爱上不该爱的人？所以，我们现在不太知道，这个孩子是为了逃避家庭去寻找一份快乐，还是真的是做什么事都比较糊涂。如果能找一个明白人聊一聊比较好。孩子对于父母的话不愿意听了，找个咨询师，跟她也没有什么利益冲突，看看是否有效果，还有没有挽救的可能，但是目前看起来是比较困难的。

来访者：我也很郁闷，很害怕。

张医生：是的，她这个情况非常可怕。

来访者：这个男孩经常为了哥儿们义气就去打架。

张医生：对啊，这都是类似黑社会的心理，讲义气、冤冤相报，这不会对孩子有好的影响。现在在她没有嫁给这个男孩、没有生小孩、没有染病之前，还有挽救的可能，否则就更麻烦了。我发现你说服她有困难，让专业的人帮忙，看看还有没有挽救的可能。

来访者：我也想请人帮忙，可是这个孩子对咨询很排斥。

张医生：咨询不能强迫别人做，你得想办法让她接受，比如说"我的话你不愿意听，我就想让你去做一次咨询，你觉得有道理你就改，没有道理就算了，我以后也不会再烦你了"。处于类似你这样的情况，有些人可能这么和孩子沟通："如果你想从我这拿到生活费，你得去接受一次咨询。"孩子通过咨询变坏的可能性没有，但是有可能还是没有变好，你得尝试之后才知道。有的时候孩子可能跟父母感情不和，但是换个人会有效果。这里面咨询师就可以看到孩子究竟是怎么回事，是不是没有认识到问题的严重性，这样才能讨论清楚。

来访者：嗯。我以前也请一些老师跟她谈过，她也不会跟人家说实话，或者跟人家说得挺好的，但是之后没有变化。

张医生：对啊，但是我们不能看着她变得越来越坏呀，你知道北方有句话叫"死马当活马医"吗？

来访者：我知道。

张医生：对啊，你就得想办法让她做一些配合，她的情况听起来很严重，都不是一天形成的，改起来也会很难。虽然有希望，但是因为她身上不良的东西太多了，改起来比较困难，但是起码可以去了解一下小孩是怎么想的。

来访者：好。

张医生：希望今天对你的分析能对你有所帮助，也希望你能说服女儿做咨询。

来访者：我试试，谢谢你！

张医生：不客气，再见！

张 医生点评

（早婚早育容易影响一个人一生的发展）

恋爱对于青春期的孩子来讲属于正常需求，但是如果因为恋爱而放弃学业是极其情绪化的选择。现代社会，一个人在职业上的发展直接影响其一生的发展。美国有一项统计表明，凡是在十八岁以前有性生活，甚至同居的人群，他们未来的生活水平处在贫困线以下的概率将比其他人成数倍增加。为什么会出现如此情况？因为年轻人如果把更多的精力放在恋爱、性生活上，会影响其在学业、职业上的发展，一旦早婚早育，就更会给未来的生活带来更多困难。没有稳定的工作，又"拖家带口"，这样的生活不仅影响了自己的发展，也会对下一代带来负面的影响。

年轻人恋爱更看重"心动"，容易爱上"不该爱"的人

年轻人在恋爱的时候更注重对方是否让自己心动，很可能会忽略对对方在学业、人品、行为习惯等方面的考察；相反，"男人不坏，女人不爱"，很多小女孩会把男生打架当做讲义气，抽烟当做帅气，不上学当做有个性……

如果因为这种冲动、情绪化的恋爱而终止学业，放弃工作，这样的选择势必带来人生更大的失败。

对孩子的教育宜早不宜迟

"冰冻三尺非一日之寒"，孩子的教育必须从小抓起。一般而言，小学阶段的儿童，最容易听父母的话，教育起来比较容易；初中阶段的孩子可以听进一些道理，父母的引导也很重要。这两个阶段都可以强烈地影响孩子，如果错过这两个阶段，孩子上高中以后，形成自己的价值体系，就比较难教育和引导。

父母不可因工作忽视对孩子的教育

现代社会，很多父母都忙于工作，孩子小的时候也不一定能够生活在一起，如果长时间疏忽对孩子的关心与引导，很容易使得亲子关系淡漠，将来想要去教育和管理孩子的时候，孩子一般难以认同和接受。

如果因为工作原因难以常常陪伴在孩子身边，这时候要注意和孩子保持联系，如视频沟通、电话联系等，让孩子在监管和关注的情况下成长，对于孩子的教育比较有利，同时可以及早发现问题、解决问题。

我想休学当技术工人

案 例概览

　　来访者是一位初中男孩，从小不爱学习，上初中后辍学，因为学习问题和与父母关系不好，前来咨询。来访者谈到，很反感父母对自己的说教，干涉自己与朋友间的来往；与此同时，来访者认为目前学校里教的东西并不实用，放弃学业没什么可惜，他想将来能够学习一些技能，当一名技术工人，因此来咨询这样的人生规划是否现实、可行。

咨 询实录

张医生：你好！我是张医生，讲讲你的困扰吧。

来访者：我因为家里的事情处理不好来咨询的。

张医生：能举个例子吗？什么事情处理不好？

来访者：跟我爸、我妈的感情。

张医生：你认为是你的父母之间感情出现问题了，还是你跟父母之间的感情出现问题了？

来访者：他们跟我的感情之间出现问题了。

张医生：你能具体讲讲什么样的感情很困扰你，你认为没有处理好的？

来访者：我就挺讨厌他们对我的说教，他们有时候还不守信用，答应我的事做不到。

张医生：能举个例子吗？

来访者：他们答应给我交话费，但是没做到。

张医生：话费指的是电话的费用，是吗？

来访者：对。

张医生：那你平均每个月花多少电话费呀？

来访者：几十元吧。

张医生：你觉得他们不给你付话费是因为负担不起呢，还是故意不给你呢？

来访者：他们负担得起，就是故意不给我，怕以前的同学把我带坏了。

张医生：嗯，就是他们通过这种方式控制你和那些所谓的坏孩子交往，对吗？

来访者：嗯。

张医生：你认为那些孩子是不是好孩子呢？

来访者：我认为他们不像我爸妈说的那样。

张医生：那你讲讲为什么你认为他们不是那样的坏孩子，而你爸妈觉得他们是坏孩子，原因是什么？

来访者：在我爸妈不理解我的时候，他们理解我；在我需要帮助的时候，他们帮助我。

张医生：那你能具体讲讲什么事情，你爸妈不能理解你，他们能理解你、能帮助你？

来访者：有的时候学校发生的事情，比如，打架什么的，就不能告诉父母，可以告诉我的朋友，他们还能一起帮忙。

张医生：哦，当时你肯定是觉得这样做是很有义气的，叫做"路见不平拔刀相助"嘛，那现在你再回想这些事，你能明白父母为什么不理解你，或是不支持你的这些行为吗？

来访者：也许是因为怕我受伤吧。

张医生：那你觉得怕你受伤这件事不对吗？

来访者：对，但是我自己会控制好自己。

张医生：现在你是十几岁，当时肯定比现在年龄更小，你觉得每件事情你都能控制好自己吗？

来访者：这也就是几个月以前的事情，我已经十几岁了，有些事情我都能想开。

张医生：呵呵，想开我知道，我年轻的时候也打群架。现场有人鼻子打出血、眼睛打瞎，这种情况你见到过吗？

来访者：见到过。

张医生：对啊，那你现在想起来，有没有一个妈妈能接受孩子长大了就变成"独眼龙"了？这样的事情，你觉得父母不担心吗？

来访者：嗯，担心。

张医生：如果你站在妈妈的角度，或是有一天你当父亲时，你的孩子打群架，尽管他说让你信任他，他保证自己不会受伤，你会信任他吗？

来访者：嗯……不会。

张医生：对啊，那不是一样的道理嘛。年轻的时候，想法是没错的，为朋友两肋插刀，讲义气，只是不管你是在这个过程中受伤了，还是把别人打伤了，比如你们是四对二，把其中一个人踢死了，那你就是杀人犯的从犯了，你想想你的父母那时候会是什么心情啊？我这样讲，你能理解并从父母的角度看问题吗？

来访者：能理解。

张医生：对啊，这里面不是谁对谁不对的问题，你的父母考虑问题的角度不一样。你是觉得自己能为朋友两肋插刀，这是好的行为，但是两肋插刀什么事，这很重要。如果是朋友家没有钱了，家里有什么困难，有什么活干不了，你去帮忙，这是对的；如果是朋友打架的时候，你参与，就会出现意想不到的结果，把别人或自己打坏都会非常麻烦。我小学的朋友里，就有一个人被打瞎了，现在有一只眼睛是假的，医生也没有什么办法啊。这些事都是发生在年轻的时候，你不会把问题想那么周全。你现在到了这个主题训练营，老师就会教你一些不同的想问题的角度。你觉得这样想，能够比较理解父母吗？

来访者：能。

张医生：那你觉得现在父母担心你跟原来的朋友联系，说的是不是还是那些打群架之类的事情，或是担心你的钱用来干什么？或是担心你跟坏孩子搅在一起去了？

来访者：但是我现在拿电话跟他们联系，就是希望他们能理解我，让他们知道我每天做什么，让我知道他们每天都在做什么。

张医生：对啊，但是你现在想一下父母为什么把你送到X市来呢？

来访者：应该是我们家人的情绪问题。

张医生：呵呵。你想他们是不是想让你看看X市的孩子都在做什么，主题训练营里的孩子都在做什么，是不是想让你多听听这里的老师对你的评估、建议、教育，是不是这样的目的？

来访者：是。

张医生：那如果把电话给了你，你都和你原来的朋友交流，你觉得是他们能把你变得更好，还是主题训练营里的老师能把你变得更好？

来访者：是主题训练营的老师。

张医生：对啊，这是父母的良苦用心嘛。你想想，你要是在当地多简单啊，每月通话费也不用了，直接到朋友家去交流就行了；你父母也不用另外付一笔钱，主题训练营也不是免费的；妈妈也不用忍受相思之苦，那她为什么不那么去做呢？就是希望你换一个环境，但是前提是切断你跟过去关系的联系，否则的话，你不是失去了做这些事的目的了？

　　　你能从这个角度理解一下父母吗？

来访者：能。

张医生：那我还想了解一下，你刚才讲和父母感情不好，他们总是对你说教，可能还会叫嚷，每次都是围绕这些事吗？还有其他的事情吗？

来访者：还有别的事。

张医生：那你能再举个例子吗？我看看有没有什么规律。打群架这个事情，可能你不太可能找到人同情你，你能举举其他的例子吗？

来访者：我有一次打电话告诉我妈，我要给同学过生日，后来我都到了同学家，我爸又给我打电话让我赶紧回家，语气特别不好。我之前跟我妈说的时候，她也答应我了，我也保证晚上十点之前回家，他还是那样骂我，大喊大叫，我就把电话挂了。一般好像都是围绕这些事情。

张医生：那这件事，你是不是因为不能给同学过生日，感觉没面子，其他同学都在，只有你得回去，因为这件事，你感到恼火，对吗？

来访者：嗯。我妈之前答应我了，后来又让我回去，我不理解。

张医生：那我再问一些信息，看能不能帮你理解，因为你讲到这儿的时候，我也不太能理解。你说要给过生日的这个同学，是在班里学习比较好的"三好学生"，能考上大学的朋友吗，还是那些"不好"的孩子其中的一个呀？

来访者：也不能说不好的孩子，这些人也不是每天都干什么不好的事，一般都不干。

张医生：呵呵，那你上次打群架的时候，包括这个同学吗？

来访者：包括。

张医生：你看现在是这样，有时候家长在信息不太准确的时候，考虑到孩子也要有自己的社交就会同意；但是后来可能发现

了，这个同学不是你父母认为班上学习好的孩子，家长
就反悔了，反悔的原因就是那句话"近朱者赤，近墨者
黑"。虽然你不认为他们是坏孩子，但是他们在班里学习
不好，也不是班干部，如果再有过不良的记录，父母就总
是担心，你有一天也变得和他们一样。我也理解你上面说
的这个事，没给同学过上生日，感觉丢面子、窝火，但是
你的朋友是谁，这个很重要。所以看起来家长反对，并不
是反对你给好朋友过生日、买蛋糕，而是关心你和什么人
交往，你和他们在一起做什么。如果有一天，你当上了父
亲，会愿意让你的孩子和打群架的孩子在一起交往吗？

来访者：不愿意。

张医生：有句话叫"可怜天下父母心"，还有一句"将心比心"，
　　　　我理解父母的做法有点损害你在"江湖"上的声誉，所
　　　　以我认为粗暴地反对你这件事，也是不对的。但是这个事
　　　　跟你择友不当有关系，现在你又离开了家乡，你也说了，
　　　　再过几年等你做父亲的时候，同样不允许自己的孩子这么
　　　　做。那你现在反过来，可以理解你的父母控制你的电话
　　　　费，不让你和他们交往，不让你参加生日会了吗？

来访者：能。

张医生：对，他们实际上是为了你好，对吗？

来访者：对。

张医生：那你像我这么想，对父母的怨恨会少一些吗？

来访者：嗯。

张医生：现在没有电话费只是这一段时间，把这段经历当做是对自
　　　　己的训练，看看自己能不能控制住。未来你的通话都是和
　　　　你的新伙伴、主题训练营的老师，那你妈妈肯定不能反
　　　　对。问题就是你跟谁通话、跟谁在一起，这很重要。你和
　　　　父母的冲突好像也是在这，你觉得父母是在控制你，但是

父母是担心你交友不当，有这种可能吗？

来访者：有吧。

张医生：对，"可怜天下父母心"说的就是孩子多从父母的角度考
虑问题，这是解决问题的方案之一。另外，我会和你的父
母沟通，多从你的角度考虑问题。看起来，你是一个很讲
究义气，愿意为朋友两肋插刀的人，遵守信用，答应聚会
就去，问题是交什么样的朋友、做什么样的事、参加什么
样的聚会，这个事情要搞清楚。你做人的基本品质是讲究
义气、讲究信用，这个不是坏事，但是得看是跟什么样的
人讲义气、讲什么义气，这是很重要的一件事。你可以把
今天和我讨论的这些话，和你的家长和咨询师讨论一下，
你的心情会好一些。

来访者：嗯。

张医生：我还想利用下面的时间，和你讨论另外一些事。我听你的
家长讲，你现在是失学的状态，不爱学习，那能跟我讲
讲，在你看来为什么不喜欢学习，或者你是否同意父母的
结论。

来访者：我不喜欢学习，不想上课。

张医生：不想上课是因为不喜欢数学、物理这些科目，不喜欢教这
些课程的老师？

来访者：嗯。

张医生：那现在换了主题训练营的老师，他们讲的东西，你能接受
吗？

来访者：我不想学习，但是我有我的计划。

张医生：那你能跟我说说你的计划吗？你现在是十几岁的孩子，如
果不学习的话，你未来想做什么呢？

来访者：我就是想学一些技术，长大了做个工人。

张医生：就是你想将来靠一项技能生活，以后读类似职业高中这样

的学校，是吗？

来访者：对。

张医生：这是个人志向，没有问题。问题是，你知道，现在即使是上职业高中，初中也要有良好的基础，你不能失学的。

来访者：我之前上学的时候，父母对我大吼大叫，让我滚出去，我才没有上学。

张医生：哦，把你赶出家门，那他们为什么要把你赶出家门呢？

来访者：主要就是因为我学习不好，应该跟我的朋友没有关系。

张医生：嗯，你觉得你学习不好是因为自己本身不爱学习，不是被朋友带坏的，对吧。

来访者：嗯。

张医生：不学习的原因，是因为你给自己想好了，未来想当一个工人，对吧？

来访者：学习基础也不好，后来家长的教育方式也不对，就更不想学习了。

张医生：这是两回事。你愿意学习，但是因为过去基础不好，落下很多课，父母的教育方式不好，这个可以通过换环境来改变。比如，来到主题训练营里，把薄弱的基础课补上。还有另外一回事，给你提供好的学习环境，家长也不对你吼叫了，改变教育方式了，学校也换了，你还是不愿意学习，那就是本身不爱学习。你认为是换了环境的原因，还是你本身就不爱读书啊？

来访者：本身就不爱读书，但是因为家长的教育方式不对，导致我现在厌恶读书。

张医生：那如果给你换个教育方式、换个老师呢？

来访者：我现在已经对读书没有信心，讨厌读书，不想再读了。

张医生：那你不想读书，未来就想当个工人，是吗？

来访者：嗯。

张医生：那你想当什么样的工人呢？

来访者：有技术的工人。

张医生：能举个例子吗？

来访者：就是那种机电一体化的工人。

张医生：那挺好，这类工人的收入还不低呢。你知道现在的机电一体化的工人，需要文化课达到什么样的水平吗？

来访者：我也上过一些机电一体化的课程，好像也没什么要求，也不需要毕业证。

张医生：需不需要毕业证倒是其次，你知道现在的机器有多么复杂吗？现在除了手机以外，你身上还有其他的电器吗？

来访者：没有。

张医生：你看过电视现在都变成什么样子了吗？你打开电视机看过里面是什么样子吗？

来访者：没看过。

张医生：你觉得二十年前修电视的工人能修现在的电视吗？

来访者：修不了。

张医生：对呀。过去的电视是不能用来当计算机的，现在的电视可以；过去的电视都是有天线的，现在都是数字化的。你想当技术工人，我觉得这个想法很好，实际上，咱们国家对技术工人的需求量是很大的。但是，你要是想当技术工人，首先不可能是初中就失学的人，你干不了那样的活，如果连电路板也看不明白，图纸也看不懂，那你怎么能知道这东西哪儿坏了呢？如果你感兴趣的话，哪天可以把一个旧的手机砸开，你看看那手机里都是什么样的构造。现在的手机既能玩游戏、通话、视频，还能当计算机来用，这样的手机，你给原来那些高中都没毕业的技术工人，你觉得他能修吗？

来访者：不能修。

张医生：对啊，想过这个问题吗？比如说iPhone，在中国，只有一个工厂可以制造，就是富士康，你想过为什么其他的工厂不能做吗？

来访者：应该是没有这方面的人才吧。

张医生：对啊。它的生产线，几十万工人，仅仅是生产这个东西，而且只负责其中的一部分，其他的工厂都做不了。你想当技术工人，你修什么呢？修汽车，汽车现在靠计算机控制了；修手机，手机多功能了；修电视，电视数字化了。那这些东西，不可能一个高中都没有毕业，仅仅是在当地上一个职业学校的人，可以做到啊。想过这个问题吗？

来访者：我觉得应该在职业学校里会学吧，跟现在初中的这些知识应该没有多大关系。

张医生：你想象着应该是这样，但是，实际上是现在连当兵都要高中毕业了，因为武器系统，很多都有需要计算机参与的成分。你看现在，有很多大学生入伍、当兵，因为现在的武器很多都数字化了，所以要求当兵的人素质就要提高了。二十年前的工人，就像你说的，有职业高中的文凭就可以了，现在的工人都要有良好的文化课的基础。所以，如果你不爱学习，不想当知识分子，这没有问题，因为人都有各种不同的志向，但是，当技术工人，也不再像二十年前，失学的人可以去当的。如果你不想因为考大学而学习，这个我能理解，但是如果你不能因为生存而学习，那我觉得父母的焦急是对的，如果想当工人都当不成，这事不就麻烦了吗？现在你能了解父母为什么那么着急吗？

来访者：能理解。

张医生：你有理想这是好事，不管是当教授，还是当工人，这都没有问题。我如果没有听错的话，你父亲是大学毕业，对吧？

来访者：嗯。

张医生：他至少比你大二十几岁，一个比你早生了二三十年的人，都要接受大学的教育，才能在社会上打拼出现在的成绩，那你怎么可能后退到高中都不毕业、初中都失学了？社会不可能是退步的。我这样讲，你能理解为什么学习很重要吗？

来访者：现在觉得初中学的都不重要，跟以后都没有关系。

张医生：不是，那是你的理解。初中是基础课，都是教你最基本的东西，不是直接教你怎么修理手机。你的教育程度如果低于初中毕业，在现代社会就真的麻烦了，你做什么也做不好。你知道运动员，也得学习文化课。初中的知识是大家都要学习的，你想做的事情可以在未来学习。如果没有初中毕业，你未来找什么工作，真的是很困难，除非是去做那些完全没有技术含量的事，但是那样的话，你得能吃苦，不怕风吹日晒。你现在能想象在一个公司里，当一个打字员，需要什么样的教育程度吗？

来访者：不知道。

张医生：你知道过去的打字机，还需要有蜡纸、刻字，你看到过那种东西吗？

来访者：看见过。

张医生：对啊，那就是你父母那个年代用的东西，那只要初中毕业，眼不花就可以了。现在都是计算机操作，如果你没有高中文凭，连个打字员的工作都找不到啊。问题变得这么严重，所以为什么你的父母这么着急。你看到主题训练营的老师，有没有初中毕业的？

来访者：没有。

张医生：对啊。仅仅是个主题训练营，还不是大学，里面的老师最低都是大学毕业，不管是国有企业，还是私企，都需要有最低的教育水平。你未来想做什么，我不担心，因为这是你个人的选择，我更加担心的是，你把文化课当成是不重要的东西，跟某些专业没有什么关系，这个信念我觉得非常可怕。当你到了十八岁的时候，突然想起学文化课就太晚了。为什么文化课对一个人未来想做工人或者专家都非常重要，你能把这个事情跟主题训练营的老师再讨论一下吗？

来访者：可以。

张医生：对，不论是将来想做工人、打字员、军人还是运动员，文化课都跟一个人最基本的素质有关系，这些东西你如果学不好，未来的发展空间非常有限。所以，你从不想学习、只想当技术工人这个角度思考，就会鼓不起劲来，如果是从"如何才能当好技术工人"这个角度想问题，看看你是否需要学习，这样的思考和讨论才不会和你的目标相违背。你觉得从这样的角度去讨论问题，有可能吗？

来访者：有可能。

张医生：对的。在咱们今天咨询之前，你大概是这么想的，妈妈让我学习、上大学，我不想上大学，也就不学习，没从刚才我说的那个角度去考虑过问题。但是我们因为年龄都比你要大，也看到现在的技术工人都是什么样，也去工厂参观过。你如果有时间，也可以请妈妈或是主题训练营的老师，带你去联想的工厂参观参观，去海尔的生产线看一看，看看那里的工人什么样，回来之后大概就不是你现在这样的想法了。另外一点，你还提到你不太喜欢家长的教育方式、学校的老师讲课的方式，不喜欢他们对你大吼大叫，这一点你说的是很合理的。在主题训练营里，因为换了一个环境，换了老师，你再看看能不能在接下来的几个月里，把你对学习的兴趣培养一下。说不准，很可能换个老师、换个环境，你变成一个爱学习的学生了。因为我总觉得你是个愿意思考问题，还能负责任的人，你对朋友都那么讲义气，还是一个对自己未来负责任的人，你想要通过自己的努力，养活自己，不是打算"啃老"，你听说过"啃老族"吗？

来访者：嗯。

张医生：所以我觉得你这点是非常好，现在很多"80后"、"90后"都是"啃老族"，你比他们都要强，有一个志向很好，关键是怎么去实现它。你需要先把文化课学好，之后再学一些跟你的职业相关的东西。我现在给你布置的家庭作业，就是从如何做好一个技术工人、如何不"啃老"、如何养活自己这个角度和主题训练营的老师去讨论。下次我们再咨询的时候，再接着讨论，好吗？

来访者：好。

张医生：你觉得今天这样的讨论对你有帮助吗？

来访者：有帮助。

张医生：我再帮你总结一下，我们今天主要是解决两个问题。第一，换位思考，站在父母的角度来看为什么他们反对你的那些行为。第二，为了将来你自己能够养活自己，不依靠父母，成为你想成为的人，思考文化课在这其中能起到什么样的作用，为什么还需要学习文化课。另外你不喜欢家长和原来的老师的教育方式，咱们可以换一个，但是如果换了之后，自己还是不能学习，那就很难实现自己的目标了，这方面你回去可以继续和你现在的老师讨论，好吗？

来访者：嗯。

张医生：谢谢你非常勇敢参与今天的讨论。

来访者：谢谢！

张 医生点评

如何衡量"好孩子"与"坏孩子"

完全以学习好坏、分数线来衡量一个孩子的好坏是否合理呢?答案是否定的。好孩子与坏孩子虽然没有明确的标准,但是作为一个可以为自己负责、将来健康发展的孩子来讲,需要具备两个特点。第一,需要有良好的品行。如果一个人在小的时候,就有"偷鸡摸狗"、"打群架"等恶劣行为,甚至触犯法律,将会给自己的人生道路增加很多障碍,严重者,甚至毁掉一生。第二,完成每个阶段该完成的事情。孩子在学生的阶段,其主要任务是学习,不可能每个孩子都成为第一名或是"三好学生",但是不能放弃学习。

家长教育孩子需摒弃暴力、顺势而为

中国家长的传统观念里有"棍棒之下出孝子"的想法,这种简单、粗暴的教育方式很难对孩子的引导和教育有效。家长在发现自己的教育方式难以取得效果,甚至引起孩子的反抗时,需及时请教专家,及早干预。

每一个孩子都会有自己的特长,家长、老师需要发掘孩子的兴趣、特长和理想,让孩子多与志趣相投的人在一起,发挥他们的天赋,使其"顺势发展"。

考少年班是一个好的选择吗？

案 例概览

　　来访者是一名十五岁的高二学生，刚刚提前参加了高考，担忧自己能否考上少年班，感到压力大，前来咨询。他对目前的高中生活不能适应，不愿意按部就班地念完高中，希望通过报考少年班，尽快考上大学，有充分的自由做自己想做的事情。平日里，看不惯周围的老师和同学，甚至对自己做管理、经营生意的父母的很多想法也不能理解。很多在别人眼里正常的事情，他都百思不得其解，比如，他不能理解为什么大家喜欢骂一个人像猪？在他看来，人和猪是完全平等的，拿动物来骂人这件事极其不合理。对于这样的一个少年，考上少年班是否是一个好的选择呢？

咨 询实录

张医生：你好！我是张医生，讲讲你的困扰吧！

来访者：我刚参加完高考，感觉非常难受，很有压力。

张医生：你是担心考不上或是考不好，是吗？

来访者：考试的时候是这样，感觉很有压力。

张医生：这种担心影响你的睡眠和饮食了吗？

来访者：那倒没有。

张医生：饮食和睡眠都没有影响，就是白天起来以后会有些担心，对吗？

来访者：是。

张医生：你平常在班里测验是什么样的情况，比如高考模拟考试？

来访者：我的情况比较特殊，高考模拟考试当时全班只有五个同学
　　　　参加，我排第二或是第三的样子。

张医生：平时的测验跟同年参加高考的人对比，你处于什么样的位
　　　　置？

来访者：属于中间。

张医生：那你现在是担心自己考不上大学呢？还是担心考不上最好
　　　　的大学？

来访者：我担心我报的这个少年班不一定能考上。

张医生：如果这个少年班考不上，你还报考了其他院校，是吗？

来访者：因为我刚刚高二，只能报考这个。

张医生：如果考不上，你还能回去念高三吗？

来访者：可以。

张医生：那这是好事啊，你这样想的话还觉得焦虑吗？

来访者：在中国，高考毕竟是个很大的压力。

张医生：你觉得是面子问题，还是考烦了？

来访者：不是面子，是上高中太累了，很多时候念书到半夜一两
　　　　点，实在是太累了。

张医生：你能不能考上还是未知，现在预测考上的可能性有多大呢？

来访者：因为这个学校只有五个名额，现在前三名我肯定是比不上了。

张医生：也就是说还有两个名额，如果考不上你还能回去上高三，
　　　　通过努力明年再考，这是有可能的，是吧？

来访者：是的。

张医生：嗯，那这都是好的方面。我从以下角度帮助你分析一下，
　　　　看看能不能帮你想开一些。首先，如果为了逃避辛苦，选
　　　　择读少年班，那不是一个好的选择，因为读少年班本身就
　　　　是一件非常辛苦的事情。你现在上大学，将来和你同届的
　　　　这些同学竞争，未来考研究生、出国、做教授的都比你平

均大两岁以上，可以预测到，你未来的累要比你读高三累多了。早念大学这条路未必就是最好的，因为你将来面临的困难和挑战会更多。

来访者：我觉得如果我今年考上了，我就有更多的时间去做我想做的事情。

张医生：是啊，但是你未来的挑战会更多。你今年早走一年省的是中学时期的累，但是增加了人生的累，毕竟你周围的同学都要比你成熟。如果今年你考上了，达成了你最初的愿望，那就去上大学，迎接挑战；如果今年没考上，那你还有一年的时间，可以在学业上多努力，同时心智也能更成熟一些。所以，早上也好，晚一年也好，都不是坏事。什么是坏事呢？晚考上或是永远考不上，那是非常糟糕的。年龄太大上大学，后面的路很麻烦，但是早上或是与同龄人一起上，这都不是什么问题。你现在这样的困扰是"美丽的困扰"。如果今年考上了，那你就积极迎接挑战，因为是你自己的意愿，动力就强嘛；如果没考上，明年再考，你还是比同龄小，所以考上考不上都没什么问题，如果你能这样想，心情大概会好一点。

来访者：我现在就是觉得高中的课程，老师总是用一些框架框住我，做一些没用的事情，我想尽快考上大学以后，能够有更多的时间做自己想做的事情。

张医生：你想考上大学，学你要学的东西，这没问题，但是人有一得的时候也会有一失。即便你今年考上大学，你也不是只有得到，你逃离了高中这个环境，但是很多时候，人上了大学以后会发现，你原来觉得没有用的东西，实际上非常有用。就像我现在很后悔自己在上高中的时候没有认真学习历史，因为我们那时候有句话叫"学好数理化，走遍天下都不怕"，但是真的上了大学之后发现自己的人文知识太欠缺，还得抓紧时间补上，多看一些小说、文学作品。今年你如果没有考上，你还有一年的时间，人可以变得更成熟一些，如果周围的人都比你大两三岁，将来你谈恋爱都会有问题，我这么说你能接受吗？

来访者：能接受，呵呵。

张医生：对啊，很多时候女孩子都不能接受对方比自己还要幼稚。即便你现在还不想考虑谈恋爱的事情，但是你也需要时间使自己心智变得更成熟，懂得怎么和同学、老师、领导相处，得和周围的人在同一起跑线上。在智商方面你显然比同龄人要好，但是情商往往跟年龄、经历有关。所以，假设是考上了，那就让父母在社会资源方面多支持你一些，抓紧时间成熟，"既来之则安之"；考不上，也是一样，多了一年时间变成熟，有一天你还可能认为这是好事。所以，很多事情不能过于着急，中学时期还不光是教我们一些知识，人的心智的成长也很重要。从少年班出来的宁铂，就是心智极其不成熟的一个典型例子，你有时间可以上网查查有关他的信息。当然并不是从少年班出来的都会失败，但确实有70%左右最后发展得并不好，还有30%左右在心智成长方面加速成长、慢慢追上来也就好了。而且，绝大部分最后成才的人，也都不是读少年班出来的，都是接受的正常的教育方式，像钱学森、钱伟长等。所以无论考上与否，都不是坏事，在未来你都需要注意智商和情商的平衡发展。不要因为这次没考上，就觉得你的人生完了，即便是明年再考，你也只是和正常人一样。

来访者：即便是我明年再考，我也比其他人小两岁。

张医生：对啊，所以就不能再小了，不然差距就更大了。今年考上的话，就让父母多教你一些人际交往方面的事情，把这方面提高起来。我当年上大学的时候，也比周围的人年龄小两岁，花了两年半的时间，才赶上其他人，刚开始的时候，他们聊的很多话题，我都听不懂，显得总比他们要幼稚很多。但是因为我在中学的时候当班长，在家里又是老大，心智方面还算比较成熟，那还花了两年多的时间追赶周围的人。所以你这个年龄上大学是非常早了，能去就去，不能去，也不要为此感到遗憾。

来访者：我想早点上大学还有一个原因，我觉得周围同学的很多做法，我都不能接受，我所追求的东西也都和他们不一样，包括我的家长都不能理解我。

张医生：你能举个例子吗？你的家长都不能理解你的地方是什么？

来访者：比如说，我认为人和猪同样是生命，都应该得到尊重。可是为什么，一个人说另一个人是猪的时候，他就会生气呢？

张医生：因为不一样啊。从进化程度上来看，猴子比猪发达，人比猴子发达，猪的大脑皮层特别薄，每天除了吃、睡，再有就是任人宰割，所以说一个人像猪的时候，是在侮辱人呢，对方当然会生气啊。生气不代表一定会反击，但是这话显然不是好话，不生气的人不正常。

来访者：可是我觉得人和猪都是一样的。

张医生：那怎么能一样呢？你是想说从生物角度来看吗？人和猪都要吃饭、都能喘气？

来访者：应该在各个角度都是一样的。

张医生：这不对了，不可能在各个角度都一样啊。人可以把猪杀了去卖，但是人不能把人杀了拿去卖，不是吗？

来访者：人既然不能把人杀了去卖，为什么就能把猪杀了去卖呢？

张医生：你这个想法比较偏激了，好像是从动物保护角度去谈的。你是平时吃素还是有什么信仰？

来访者：没有，我就是觉得人和猪是平等的。

张医生：这种说法我还是第一次听说，你还认为人和什么平等？

来访者：人和所有其他的生物都应该是平等的。

张医生：你说的平等指的是哪些方面平等？

来访者：人在谈论到某一个物种的时候，应该是以一种平等的角度去谈论，而不是以一种下流的角度。

张医生：你说的是尊重、尊严，那是对的。比如近期新闻报道，印度尼西亚残忍地对待运送到当地屠宰的澳大利亚牛，所以澳大利亚政府就宣布限制向印尼出口活牛六个月，勒令他们改进，不能在宰割的时候这么不人道，不能让牛死得这么痛苦。所以从尊重生命的角度是对的，人类进步了，不能再残害动物的生命，但是人和动物是不能平等的，我们可以宰杀动物，但是动物不能宰杀人。人踢狗一下没什么关系，但是狗咬人就要被处理。我觉得你是把对动物的尊重和平等搞混了，看起来你是一个比较有人文关怀的孩子，要对动物尊重，但是你和它们平等这是不可能的。

来访者：可是我还是觉得就是平等的。

张医生：你可以这样认为，但是大部分人并不像你这么认为，这就是为什么你是另类的原因。人成熟了以后，看待问题就会和年轻的时候不一样。在学校里，还有很多时候要拿老鼠、猴子做实验呢，但这是没办法，总不能拿人做实验，不是吗？这是动物在人类追求更美好的生活的过程中做出的牺牲。我同意你讲的，人类应该尊重它们，包括有动物保护协会的出现，大学里也明文规定要善待动物，但是跟它们平等这是不可能的，我想你父母的想法会比你更成熟一些。这也是为什么早上大学在这点上可能会有问题，得需要时间把这块补上，否则你就变成了另类。假如我是雇主，听了你的这些话我都不敢雇你了，因为工作中涉及需要用动物做实验，你每天要和它们讲求平等，那工作怎么进行啊！

来访者：我的意思是，当人们谈起动物的时候，不能鄙视它们。

张医生：这是对的。

来访者：我觉得拿动物骂人，这就不合理。

张医生：世界上不合理的事情很多，你还比较年轻，看到不合理的事情太少了。比如，我们骂别人"精神病"，这也不合理啊，我同意你讲的，人都应该讲文明，不仅不应该拿动物骂人，骂人本身就不对。随着社会的进步，人们素质的提高，这种现象也会越来越少，但是现在周围这样的事情还会很多，不仅出现在你的同学或是父母身上，也出现在更多人身上，但是我们能够做到的是洁身自好。

来访者：可是我觉得人就不应该拿动物去骂人。

张医生：人拿动物去骂人，很多时候是因为看到动物身上有某些特点，比如觉得猪的大脑不发达、又胖又蠢，拿猪骂人比较解气，而且这些特点是大家公认的，一说都知道；还有的时候我们说这个人像疯狗一样，你想疯狗是一种什么样的状态啊？真的是很疯狂，翻脸不认人了。再举个例子，"笑面虎"，形容人表面看着挺和善的，实际上很有攻击性。我想说的是，骂人肯定是不对的，不管是拿某一种动物，还是一类动物，看起来你很喜欢猪，是吗？

来访者：不是，我就是拿猪举个例子。

张医生：嗯，我也是拿猪举个例子，人们这么做，都是因为这种动物极具有某些特点，比如笨猪、疯狗、笑面虎等等。花也是一样，比如认为荷花出淤泥而不染，君子兰很高贵等，花本身没有高贵低贱之分，是人拿事物比喻人。骂人这件事本身是不对的，但是你不需要纠结这件事，有的时候人还拿植物骂人呢，说一个人是"木头脑袋"，形容这个人脑筋死板、不灵活。

来访者：为什么会有不一样呢？为什么猪和狗不一样呢？

张医生：为什么会有不一样？因为人们有社会定势，如果骂人的时候说你像非洲的斑马，很多人不知道非洲斑马长什么样，那就麻烦了。骂人的目的是为了解气，拿一个大家都知道的事物往你身上泼脏水。动物本身没有好坏，是大家的眼里动物有好坏，不是你个人的看法。

来访者：为什么大家都认为这个动物不好呢？我不这么认为。

张医生：这就是问题啊，你怎么认为是一回事，但是你得学会大家怎么看待问题，融入社会的主流，否则你就变成另类了。如果你的想法和同学、老师、家长都不一样，那问题在你，不在大家，你得学会适应而不是挑战。学术上可以挑战，但是情商那部分是不能挑战的。至于为什么大家这么看待问题，那是历史上形成的。猪和熊猫的智商都不高，但是前者是傻得可气，后者是傻得可爱，这个区别不是你定的，也不是我定的，是社会上的人定的，至于人们为什么这么定，我们就不需要去讨论了。这样回答你的问题了吗？

来访者：我觉得还是差点。

张医生：差在哪？

来访者：差在公平上。

张医生：你有自己的想法这没有问题，你的问题是在哪里呢？你还需要跟你的父母或是年长的人多去交流。你认为的东西是真空里的，社会上的人并不像你那样认为，这样就会有冲突。比如你在与人交往的时候，别人听到你的这些想法，很可能会觉得你是"一根筋"，就不愿意跟你交朋友了。有一天当你更成熟的时候，你会听得进别人的意见，愿意听听别人怎么想，这样你融入社会就会容易一些。不然的话，你就变成总是和大家辩论，有的人辩论之后，大家都更加尊敬他，有的人辩论完，大家都不喜欢他了，为什么呢？就是因为他比较倔强，脑筋缺少弹性，变成了另类。人在社会上不能总是自己单打独斗，需要有团队合作的能力。今天你举的这些例子非常具体、形象，这里面反映的问题就是我们经常说的情商，需要尽快提高。你的智商很高，也是一个好孩子，不仅对人尊重，对动物也很尊重，但是你的容纳性不高，不能接受社会上其他人的看法。这个社会上大家的看法，一些约定俗成的东西，都跟情商有关系。你现在年龄还比较小，这样想问题，还没什么关系，看起来比较较真，但是通过努力，慢慢提高情商就好了。

来访者：嗯。

张医生：在咱们结束谈话之前，我再问一下，你的父母都是做什么工作的？大致的行业就可以。

来访者：父亲经商，母亲做管理。

张医生：非常好，你知道做生意和管理的人都是情商高的人，所以你平时要多听他们的意见，仅仅是智商高的人，做管理和生意往往会失败。人的智商更多的是生物属性，一般不会变了，但是情商随着年龄、社会阅历的增加是可以改变的，所以多在这方面培养自己，还是非常有希望的，对你将来的发展也会更有利，这样好吗？

来访者：嗯。

张医生：我希望你如果今年考上了就高高兴兴地去读书，如果没考上，也正好再利用一点时间让自己的心智更成熟，好吗？

来访者：好。

张医生：谢谢你今天很勇敢地表达自己的想法，最后送给你一句话，希望你能理解，叫做"兼听则明、偏信则暗"。

来访者：好的，谢谢你！

张医生：不客气，再见！

张 医生点评

"天才少年"的培养不能拔苗助长

天才少年的培养可以个性化，但是不能脱离现实社会。少年班是针对早慧少年的一种特殊教育模式，但在教育界一直受到广泛的争议，大部分从少年班走出的学生，因智商、情商的不平衡发展，在未来的成长和发展中走向了失败。社会是个"成年班"，如何使孩子从少年班顺利过渡到成年班，是对整个社会的挑战。

很多天才少年的悲剧提醒我们，教育过程不仅是知识和技能的积累，同样重要的还有对情商的培养。学校和家庭教育中千万不可顾此失彼，一味重视学习成绩，忽视孩子心智的成长。

与人交往需要兼容并蓄

与人交往中，不能一味强调自己观点的正确性和纯洁性，对待人和事往往需要以实证为基础的客观态度和一定的包容性。

本文中的少年坚持强调人与动物的绝对平等，是很难让大多数人接受的观点，很可能是自己的一厢情愿。尽管咨询师力图从各个角度帮助这位少年更"兼容"地看待此问题，他仍然不能接受。同时，咨询师还与少年讨论"一根筋"可能带来的后果，希望能促进此少年快速走向成熟。

高考只是起点，并非终点

很多孩子在高中期间学习压力过大，家长和老师都会用高考后的美好愿景来调动孩子的学习动力，有时会不经意间给孩子造成一些误解。孩子往往会认为高考是人生中最大的困境，只要赢得高考就赢得了一切，殊不知，将来进入大学，尤其是步入社会后还将面临更多、更复杂的压力与挑战。在这些方面，家长和老师需要给予孩子更加客观的引导，更重要的是，注意培养孩子在自理、自立、社会交往等方面的能力，不做"高分低能"的人。

儿子从对抗权威走向自残

案 例概览

　　本案例的来访者是一位年近五十的父亲，大学学历，离异，有个读初中的儿子与其生活在一起。 他的儿子上初中后开始出现非常严重的逆反心理，在家讨厌父母的管教，在学校讨厌学校的规章制度和老师的管教，总是对抗父母和老师。与同学的关系也处理不好，总说同学们欺负他，除了几个固定交往的朋友，平时不和任何人打交道，每天坐在电脑前上网。情绪方面很容易被激怒，尤其在反抗父母和老师的管教时，出现过自残的行为，甚至要求退学。学习方面有明显的厌学情绪，不会主动、自愿学习，每次都是在家长和老师的批评下勉强完成作业。来访者怀疑孩子得了自闭症，并且认为孩子目前的状态是因为自己的离异带来的，因此对孩子有很强的愧疚感。如何让孩子的情况好转，能尽快回到学校是来访者最大的心愿，可他不知道该怎么做。

咨 询实录

张医生：你好！我是张医生，请讲讲你的困扰吧。

来访者：您好，张医生！我儿子在我离婚之后与我生活在一起，自从上初中以后逆反心理非常严重，甚至要求退学。他与老师有过矛盾，和同学的关系也处理不好，说同学都欺负他。为此我还和老师谈过几次，老师反馈不存在同学欺负他的现象，是他自己那样感觉。最近我把他送到一个关于初中生逆反的主题训练营，帮他进行心理辅导，有所进步。有些事情可以自己主动去做了，但还是不能主动学习，我能看得出来他的厌学情绪，每次都得批评他，才能勉强完成作业。有一天早上我叫他起床，他不起，问他原因，他说我叫他的声音太大，其实我的声音并不大，与他争了几句后，为了能让他起床上学，我和他道歉说我不该那么大声叫他，但他依然不起床，还说这样和我们对抗他心里就舒服。这个孩子现在不和外界任何人交流，每天就坐在电脑旁，倒不至于是上网成瘾，但他只接触电脑。

张医生：你刚才提到他怀疑同学们欺负他，老师反馈在这方面没有证据。他还有没有别的说法是无法证实的？比如说有人跟踪他、陷害他等。

来访者：之前我给他洗衣服的时候发现他的衣服上粘有口香糖，问他怎么回事，他说有几个同学无论他怎么忍让，都欺负他。我找老师谈话的时候也反映过这个问题。

张医生：他认为有人欺负他，是事实还是他的感受？

来访者：应该是他的感受。训练营的老师反映他处理人际关系的能力不好。

张医生：是处理人际关系的能力不好，还是他说的别人欺负他、迫害他的事情并没有发生，都是他自己想出来的？这是两回事。

来访者：我觉得小孩子之间避免不了要产生摩擦、争执，调皮捣蛋是很正常的事情，老师说他对别的同学也有这种情况。

张医生：也就是说在你看来，他汇报的情况是事实。

来访者：对，我觉得在他们这个年龄段，这都是很正常的。

张医生：你能和我讲讲，你的孩子具体是什么问题在困扰你吗？

来访者：他不主动学习，在训练营里也需要老师按照课程表来安排

他。还有他的逆反心理太严重，总是对抗我，他不与别人
接触，每天就坐在电脑前，有点像自闭症。

张医生：你认为他有两方面问题，第一是厌学，第二是不爱和别人
交往，有点自闭是吗？

来访者：对。

张医生：我听你讲话是很流利的，他讲话和你相比是表达不清楚
呢，还是不愿意讲？

来访者：他不愿意和别人讲，他口才比我强得多，很能讲的。

张医生：他有没有告诉过你，为什么不愿意和别人交往？

来访者：我也不知道，他就是不愿意和别人打交道。

张医生：他是主观意愿上不愿意和人交朋友，只愿意和计算机打交
道，还是愿意交朋友，但是没有与人交往的能力？

来访者：我觉得应该是缺乏能力。

张医生：也就是说他愿意交朋友，但是不知道怎么做，是这样吗？

来访者：应该是这样。

张医生：他有没有在行为上让你比较担忧的，比如做一些极端的行
为。

来访者：有，我之前有一次冤枉他了，他用刀子在自己的胳膊上划
了一刀。

张医生：一共划过几次？

来访者：还有一次就是他不愿意去主题训练营，他妈妈强迫他去，
他就又在胳膊上轻轻地划了一刀。他想达到自己的目的，
就用这种方式威胁我们，好像都形成习惯了。

张医生：他不想做的事情，如果强迫他去做，就会出现比较极端的
行为，是吗？

来访者：是的。

张医生：除了你强迫他做的事情之外，有没有其他让他感觉压力比
较大的事情而出现这种自残的行为？比如朋友离开他，学

习压力大，等等。

来访者：上次是因为他说要去街上找小朋友玩，我就认定他是去网吧，他否认，我说"是不是去网吧你自己心里清楚"。他就拿起刀子在胳膊上划了一刀，说"反正我和你也说不清楚，就用这个来证明"。

张医生：他有朋友吗？

来访者：有，就固定的几个，我都很熟悉。

张医生：他是交了很多朋友，每个朋友都不能保持较长时间呢？还是他就没有交很多朋友？

来访者：没有交很多朋友。

张医生：他一旦交了朋友，关系能稳定较长时间吗？

来访者：能，始终是那几个朋友，一直保持着。

张医生：他有没有和老师、医生等成人的关系很好？

来访者：他刚上初一的时候，班主任老师挺喜欢他的，还让他做纪律班长，但是后来老师反馈说他不能自律，起不到表率的作用，只管别人不管自己，就不让他当了。不做班长之后因为迟到和课堂上看课外书被老师惩罚，他非常不满意，和我提过要退学。

张医生：他在班级里有没有打架斗殴、拉帮结伙的现象？

来访者：没有。现在这个训练营的老师非常看好他，希望他能尽快返校。

张医生：我听上去他不太听你和他妈妈的话，也不听老师的话，是谁的话都不听吗？

来访者：有一次他和我说他很烦，因为我什么都管他，吃饭、睡觉、起床等等什么都管。学校里的一些规章制度和老师的管理也让他特别烦。对他的这个行为我也不太理解，你说他在家不愿意让家里管，在学校不愿意让学校管，以后到社会上，哪个单位、组织都有规章制度，他怎么办呢？

张医生：看来你的孩子偶尔有比较极端、冲动的行为只是结果，实际上他是比较向往自由自在、无拘无束的生活。他管别人没有问题，但不愿意被别人管，尤其不喜欢被有权威特质的人管，比如有权力、有尊严、有地位、比他年长的家长和班主任，所以他就总是挑战权威。

来访者：是的，他就是这个样子。

张医生：现在这个孩子的问题属于典型的对立违抗性障碍[1]。你将他送到训练营接受治疗是正确的选择，那里可以让他接受系统的治疗。我可以告诉你的好消息是他并不是自闭症，一是因为他有稳定交往的朋友，二是他有很强的语言表达能力，三是他智力正常。这些都不符合自闭症的诊断标准。但如果他现在的问题继续发展下去，就会变成品行障碍，到了十八岁就会发展为反社会人格障碍，他会由现在的挑战权威到挑战社会的规章制度，出现暴力等攻击行为，到那时就非常麻烦了。所以，必须尽快接受治疗，我今天会将我的治疗意见与训练营的医生讨论，好吗？

来访者：好的，谢谢您！他不和人打交道，总是泡在网上，是不是在寻求自我安慰？

张医生：他不是不喜欢和人打交道，是不喜欢和比他有权威的人打交道，喜欢与比他弱的人接触。网上可以让他逃避管制，躲避权威和规章制度，而且网上的人无法控制他，能让他感觉自己有霸气、有自尊，能满足他的控制欲，他会感觉比较舒服。所以他是表现为自闭，而不是真正的自闭症。他的问题比自闭症要轻很多。

1　对立违抗性障碍（Oppositional Defiant Disorder，ODD）：主要表现为延续六个月以上的对立违拗、敌视及反抗家长和老师等权威的行为模式，情绪易被激怒，爱挑衅，经常充满愤怒与憎恨，常因自己的过失或不当行为而责怪他人，这些行为障碍给他们造成社会、学业或职业功能上的重大损害。此障碍常在童年早期出现，青春期达到高峰，是品行障碍的前驱症，而品行障碍又是成人反社会人格障碍的前驱症。

来访者：张医生，你说他的问题与我与他妈妈的离婚有关系吗？

张医生：和你们的离婚没有直接的关系。有关系的是变为单亲家庭之后，你因为一个人照看孩子精力不足，对他的管教没有双亲家庭时多，只有当他做错事情让你非常生气时，你才会管教他，并且是很严厉、很强势，甚至很暴力地管教他，有点像"反应型"的家长。时间长了，他得到的都是你强势、暴力的管教，因而会非常排斥、反抗，持续的反抗就变成了现在的状态。不像"预防型"的家长，父母对孩子的管教在上初中之前一直是细水长流的、持续稳定的，几乎每天都接受管教，渐渐的孩子就能接受这种伦理和权威。

来访者：哦，你分析得很有道理。

张医生：所以，不是你们离婚本身给他带来影响，而是你们离婚后因为时间和精力的问题，对他"预防型"的管教变少了，"反应型"的管教增加了，让他对你们的管教非常排斥。当你实施管教时，他就会非常生气，又打不过你，只能用伤害自己的方式来宣泄愤怒。现在是伤害自己，以后就有可能伤害别人，所以他现在需要专业机构和咨询师的治疗。也就是说，他的问题不是你们离婚造成的，而是因为你的时间、精力有限，再加上你的管教方式不恰当造成的。

来访者：的确是这样，刚离婚的时候，我觉得很亏欠他，总想尽量弥补，没想到时间长了，他却变成这样。

张医生：对，这种想要弥补、溺爱的方式和强势、高压的方式都不是"预防型"的教育方式，都不能和风细雨地、持续地进行，这样就容易使孩子产生问题。即便不离婚，如果你们夫妻没有时间管教孩子，或者管教的方式、方法不恰当，也一样会出现问题，这就是为什么并非所有单亲家庭的孩子都有问题，也不是所有双亲家庭的孩子都没有问题。他的问题并不是你们离婚本身造成的，你要做的是根据咨询师的指导调整对他的管教方式，不能再继续重复你的行为。

来访者：张医生，要想让他达到主动、自愿地学习是不是还得需要一段时间？

张医生：对的，至少要六个月到一年的时间。

来访者：那他如果在这个机构里接受系统的治疗，在性格上能变得积极向上大概还要多久呢？

张医生：这种情况至少要六个月到一年的时间，客观推测，大概需要一到两年的时间。因为有句话叫"冰冻三尺非一日之寒"，你的孩子变成今天这样至少是两年以上的时间，反过来纠正这些行为时，也不可能是几周几个月就可以的，如果他配合治疗，效果比较好的话大概要一到两年。但这种治疗不是把他放在机构里，而是首先要集中治疗几个月，之后是每周坚持找咨询师沟通一次。这种持续治疗的意思是要持续有人监督他、管教他，不需要每天都待在机构里。

来访者：你看这样可以吗？我今年已经在学校里给他办了一年的休学手续，我与老师商定的是，让他在这个机构里继续进行同步学习，这个孩子比较聪明、悟性强，休学一年之后让他继续升学，如果升学后跟不上的话，就让他留级一年。今年就让他在这儿集中治疗，如果一年后还需要继续治疗，就先让他回去上学，利用假期接受治疗，可以吗？

张医生：我觉得你的建议非常合理，重要的是在他休学的这段时间里，不能停止治疗，否则他就变为"自由职业者"了，他可能会每天上网，变为网络成瘾的孩子。让他在专业的机构里持续接受专业心理咨询师的治疗和矫正，同时还不能断了文化课的学习。学习的兴趣一定要让他持续保持，人一旦放弃一年的学习，就很难再愿意学习了。近一两天我会给这个机构的医生打一份报告，近期他也会和你分享，好吗？

来访者：好的，太谢谢你了，张医生！

张医生：不客气，再见！

来访者：再见！

张 医生点评

对孩子应采用"预防型"的管教方式

越来越多的家长因时间和精力的问题，对孩子采用"反应型"的管教方式，即平时总是因为各种各样的原因，很少关注孩子的言行，或者在一些"小问题"上置之不理，甚至娇惯孩子的不良行为习惯，当孩子犯了家长不能接受的错误时，就会立刻采用强势、暴力的方式实施管教。这样做不但不能起到预期的效果，还会让孩子对家长的管教产生强烈的排斥和反抗情绪。孩子长时间与父母对抗，家庭中的亲子关系就会越来越紧张，最终使父母身心俱疲，还耽误了孩子的学业，影响孩子的一生。如果家长更多采用和风细雨的、持续的"预防型"管教方式，从开始就给孩子建立边界感，使其能够分辨是非对错，这种循序渐进的管教方式不仅可以让孩子逐渐适应家长的权威，还不易出现"反应型"的管教方式所导致的一系列问题。

父母离异并非孩子产生心理问题的必然因素

当单亲家庭的孩子出现心理问题时，父母常常自责自己的离异给孩子带来了诸多不利影响，还有非常多的家长即使婚姻已经名存实亡，甚至每天打骂争吵，为了孩子也要坚持不离婚。其实，父母离异并非孩子产生心理问题的直接原因，而父母离异后对孩子的态度及教育方式却是影响孩子身心健康发展的重要因素。这就是为什么并非所有单亲家庭的孩子都有问题，也并非所有双亲家庭的孩子都没有问题。父母每天的冷战、争吵、打骂给孩子带来的负面影响要远远大于单亲家庭对孩子的影响，因为孩子在那样的环境下同样不会快乐，更为可怕的是他们可能会在父母身上习得用暴力解决问题的方式，还有可能因为父母婚姻的不幸福让他们长大后不再相信感情和婚姻等，相信这些都不是父母愿意看到的结果。相反，即便是单亲家庭，给孩子充足的爱和恰当的教育方式，同样可以把孩子培养成健康快乐的人。

儿子的叛逆让我失去了做母亲的尊严

案例概览

　　来访者是位四十多岁的母亲，研究生学历。在儿子还小的时候，因丈夫工作在外地，独自一人带孩子，非常辛苦。后来孩子稍大些，来访者将孩子送到在城里工作的丈夫身边，由婆婆和丈夫照顾了两年，两年后一家三口团聚。但令她没有想到的是，进入青春期的儿子不再是以前那个快乐、阳光的孩子，开始不断与她发生争吵，像对敌人一样待她。作为母亲，来访者在儿子面前毫无尊严可谈，两人无法进行正常的交流，完全颠覆了以前亲密和谐的母子关系，这让来访者非常焦虑、伤心。来访者认为儿子的这些不良行为都源于婆婆和丈夫对孩子的不良灌输和示范，内心充满委屈和愤怒，甚至会将这些不满和愤怒向孩子倾诉，干预孩子的生活习惯，窥探孩子的隐私，情绪常常失去控制，进而加剧了与孩子的冲突。

咨询实录

张医生：你好，请讲讲你的困扰吧。

来访者：张医生您好！我现在最大的困扰就是关于孩子的问题。我儿子今年读初中，以前我们母子关系非常好，现在这个关系完全颠覆了，他根本不和我好好说话，弄得我很焦虑，很不舒服，常常为了孩子伤心、哭泣。

张医生：以前关系很好，现在不好，这中间发生什么事情了吗？什么原因变成这样的状态？

来访者：我想应该主要是青春期的问题，但有些问题我觉得也需要调整。反正现在就是让我很焦虑，很不舒服。

张医生：能再具体一点吗？以前你都让他做什么，母子关系很好，最近有什么变化让你们之间总是争吵？是你管得太多吗？

来访者：比如他经常泡在电脑上，偶尔玩玩游戏，更多的时间是在搞电子音乐或者听一些网上的课。前些天我家电脑坏了，刚修完回来，我和他商量，周日上午我有课用一下电脑，他说他周一给同学过生日时要准备出一段音乐，结果电脑还是不好用，他就和我吵，说电脑是我弄坏的，对我没有一点尊重，全是攻击。我不能理解这孩子怎么变成这样了？好像这么多年我养出了一个仇人。

张医生：他只是因为电脑和你吵，还是别的事情也和你吵？

来访者：因电脑和我吵得最过分。我觉得我也有很多纠结的地方。孩子小的时候，我爱人不经常在家，我一个人带孩子，婆婆会偶尔来帮帮我，但帮不了几天，就搞得家里鸡飞狗跳。那时候我经常想到离婚，但是觉得孩子那么可爱，离婚对孩子不好，我就学习很多东西调整自己，夫妻关系和婆媳关系也都有所改善。后来因为他爸爸在城里，孩子就先接到他那里了，由奶奶照顾，两年后我才过来。就那两年孩子变化特别大。

张医生：也就是你和孩子分开了两年。

来访者：对。

张医生：你过来多久了？

来访者：四年。他奶奶照顾时孩子在读小学。我婆婆眼睛里有儿子、孙子，没有媳妇，我当时想要么离婚，要么把她儿子、孙子都交给她照顾，我离开一段时间，看他们会怎么样。包括我爱人也觉得是我不好，不是他妈妈不好。

张医生：孩子除了电脑上的事情和你吵，还因为其他的事情吵吗？
　　　　还是什么事情都和你吵？

来访者：一般情况下，我就是担心他晚上在电脑前时间太长，影响
　　　　休息。学习上的事情我基本不管了，课外班他也不用我去
　　　　接，交心的话一点都没有了，包括手机他也设置了密码，
　　　　以前我还能看看他手机，现在也不看了。

张医生：不看是对的。他现在学习还比较好，是吗？

来访者：还可以。在年级里排五六十名，但按照他的基础排在前
　　　　三四十名是没有问题的。可能是因为从小我对他的管教很
　　　　宽松，很自由，他就比较放松。

张医生：平常在家他是个爱发脾气、易怒的孩子吗？

来访者：以前不是这样的，就去年开始变化。我觉得他爸爸也的确
　　　　有些事情做得不恰当，比如他玩游戏机和手机的时候，他
　　　　爸爸给他摔过，所以这孩子就和我们交流越来越少。

张医生：家里有条件单独给他买台电脑吗？总是和他分享，就会有
　　　　很多问题。

来访者：经济上可以，他爸爸也说过，他要是考进前二十名，就给
　　　　他单独买一台，我们就是怕他总坐在电脑前，耽误学习和
　　　　休息。他不像其他的中学生，十点左右就睡，他会很晚，
　　　　经常十二点、一点多才睡。

张医生：他用电脑都与学习有关吗？还是上网聊天，浏览一些无关
　　　　的网站？

来访者：这点我不是特别担心，他不会搞特别无聊的事情，就是做
　　　　一些电子音乐。

张医生：看来你现在的主要困扰是和孩子的交往问题。第一，初中
　　　　的孩子不像我们成人一样心智成熟，能够有组织地把所有
　　　　文件、活动都规划好，避免与别人有冲突。比如我有的同
　　　　事就是两人分享一台电脑，分开时间段使用，从来没有发

生过矛盾。青少年尤其是初中阶段的孩子，整体生活就比较乱，没有计划性和规律性，最怕别人搅进他的生活，会使他更乱，所以要尽量保持孩子的独立性，让他的手机、电脑都是单独使用，减少矛盾和冲突。

来访者：好。

张医生：第二，可与孩子"谈判"，告诉他家长没有给你单独买电脑，不是因为经济等其他原因，主要是担心你无法控制自己的时间比例，未来影响考大学，毁了你的一生。现在我们可以给你单独买一台新电脑，旧的我们用，但是为了保证你的正常学习和休息，你得允许我们知道你使用电脑的时间和经常浏览的网页，但不窥探你的隐私。现在有种软件可以监控小孩使用电脑的情况。也就是我们给你自由，尊重你的隐私，而你要接受我们的监督，其实只要不影响学习和休息，监督和自由是并列的。如果买了电脑，你的学习成绩下滑，我们就要收回。这样可以避免因电脑的争吵，演变为母子间的情感争吵。对于青春期的孩子，他要求的自由、隐私等正确的事，家长要给予支持，不正确的、影响学习的事情坚决不能同意。

来访者：好的。

张医生：第三，如果奶奶是一个影响因素，你就要弄清楚为什么，毕竟老人是很难改变的。这种隔代亲人对待孩子的方式，往往只要孩子开心、高兴，就顺着孩子的意愿做事，也不会和孩子抢电脑用，孩子当然感觉非常好。但妈妈不一样，妈妈有教育之责，会很严厉地管教他，在孩子眼里你就与奶奶形成鲜明的对比。

来访者：我婆婆在我过来之后就已经回她自己的家了。现在是我们一家三口在一起，婚姻关系还算稳定，但我爱人要么总出差，要么就是加班很晚才回来，孩子主要是我一个人管，我现在有意地把他拉进来一起管教孩子。

张医生： 对的。我刚才的意思是帮你看清为什么隔代亲人容易和孩子关系很近，而父母容易和孩子起冲突。孩子做的正确的事情，父母要将隔代亲人对孩子好的部分移植过来，不正确的事要很严厉，也就是合理使用"恩威并施"的方式。家长不要觉得自己说的、做的都是正确的，听上去道理很对，但是孩子并不接受。我这样讲你能明白吗？

来访者： 我明白，我现在缺的就是权威。

张医生： 但权威都是挣来的，不是要求来的。

来访者： 以前我的家庭关系常常让我出现不良情绪。我觉得客观来看，我婆婆和爱人的很多做法的确给我们的家庭和孩子造成很大伤害。以前孩子和我在一起时，我觉得他是个善良、快乐、阳光的孩子，包括我也是愿意与人为善的。我婆婆他们很自私，总是更多考虑自己。这种为人处世的方式就会影响到孩子，我把原来对他们的那些不满和愤怒都压在心里，并没有处理，只是自己通过学习心理学的东西进行调整。所以我觉得我儿子变成现在这样就是被他们影响的。

张医生： 有可能是这样，但你已经又回到孩子身边四年了。现在你要避免出现"触景生情"的状况，比如孩子说的话或做的事，你觉得特别像他奶奶的行为，这样会加重你对他们的不满。

来访者： 孩子现在变得这么自私自利，这么不懂事，我觉得就是被他们影响的，以前孩子不是这样的。这样的情绪我怎么处理？

张医生： 首先，比如你在大街上捡个行为不好的孩子回来，不管他是和谁学的，都已经是过去的事了，重要的是你如何将这些不好的影响一点点改掉，发现一个改掉一个。而不是发现一个记住一个，分析这是和谁学的，被谁影响的，这样你就会更生气，通过发怒、生气是不能让孩子发生变化的。由触景生情变为理智的分析如何让孩子一点点地改掉这些问题，慢慢的你就能将这两件事分开来看，还能改掉孩子身上的不良行为。

来访者：好的。

张医生：其次，不能控制自己对某事的情绪时，避免说伤害家人和孩子的话，可以先离开一下，比如出门转一会儿，稳定情绪后再回来。最后，降低自己整体的反感。你已经生活在这样的家庭里，就要想办法让自己快乐起来，寻找过去什么事情或者有什么规律能让你快乐，人在快乐的状态下抗压能力会增强，不易生气。相反，情绪不好时尽量不要管教孩子，这样一定会吵起来。所以，作为家长，你首先要抗压能力强，让孩子觉得你可以成为他不开心时的"垃圾桶"，你比他理性、有智慧，才能树立你的权威。

来访者：我明白了。

张医生：与那些没事找事，故意吵架生气的母子关系相比，你们家里和孩子的矛盾有直接的导火索，多数都和电脑有关，只要解决电脑的问题就会好很多。青春期的孩子会反叛，但是值得恭喜的是，你的儿子没有因为反叛导致学习一塌糊涂，没有染上恶习，爱电脑比爱抽烟喝酒强很多，毕竟和学习有关系。青春期的孩子最可爱的地方就是易变，而且很快。另外，孩子越大与异性家长越容易相处，作为妈妈你是有优势的，父亲会比较粗暴，不是打就是骂，母亲比较温柔，如果你变得更理智些，到高中后他还会再回到以前和你好的状态，也就是从时间和性别上你都是有优势的。总的来说就是要将自己的情绪调整到最佳状态，做到触景而不生情，对孩子"恩威并施"，耐心地和孩子把问题讲清楚。我这样分析对你有帮助吗？

来访者：有的，我现在感觉好多了。

张医生：那就好，绝大多数的孩子过了这个阶段都会好，你想让孩子一辈子在青春期都不可能。人的情商会随着时间的变化而变化，只是快慢的问题。很多家长和我讲过，让他们感到奇怪的是，当年和孩子吵得像仇人一样，没想到孩子现在变得对他们这么好，早知道会变成这样，当年就没必要和孩子生那么多气了。孩子慢慢学的东西多了，接触的人多了，就会发现父母对他的管教不是为了坑害他，是真的无所图地为他好。

来访者：是的。

张医生：但家长管教孩子的时候，得让孩子知道原因，不能让孩子觉得你就是嫌弃他，总是看不上他。比如有人会这样和孩子谈："有些事情可能妈妈多虑了，妈妈一直把你当孩子看，没有意识到你已经长大了，变得成熟了，如果妈妈讲的哪些话不对，或者做的哪些事伤害了你的自尊，我们可以讨论一下。"这样时间长了，孩子会觉得妈妈是个讲道理的人，才会养成和你好好沟通的习惯。即便作为投资人，也有权知道自己的投资是否正确，去银行贷款也不能过去就说"给钱，问那么多干嘛？"这无异于抢劫。

来访者：他和我说话就是"妈，给钱吧"，多一句都没有。

张医生：这时候要问他一下，就算是去银行，这样的方式要钱，人家能给你吗？为什么和我要钱，我都不能问问钱做什么用了？即便是你不把我当母亲看，当做银行家或者投资人，你也不能是这样的态度，更何况我们之间还不仅是投资人的关系，我对你有养育之恩。

来访者：现在让我感觉很不平衡的就是，他现在对我就像对敌人一样，对外人反而很客气。

张医生：这种情况下，要让孩子知道，如果一个领导知道你对父母是这样的态度，绝对不会雇用你的。因为一个对父母不好的人，是属于缺乏人文素质、道德品质败坏的员工，怎么可能真正对老板和公司好呢，就算好也是伪装的。从我生你那天开始就注定了我们之间的关系，妈妈就得培养你对待妈妈要尊敬有加，对待老师和老板客客气气，能将这些基本做人的道理理清，你才算是成熟。妈妈不指望你多么孝顺，但你的做法至少要合情合理。我们之间辩论的事情，意见可以不一致，但要将这些具体的事和我们之间的母子关系分开，哪怕吵架，吵完后我依然是母亲，不能因为有分歧你就这样对待妈妈。很多杀人放火的亡命徒都知道尊敬、孝顺父母，因为这是做人的基本伦理，做不到这点，以后不可能成功。妈妈希望你未来即使做事不成功，至少做人要成功。这样一点点教给孩子分清伦理关系，建立伦理制度，即便家长是错的，也要注意态度。

来访者：去年他和他爸爸发生了一次冲突，他爸爸摔了他的手机，我也觉得他爸爸的处理方式不太妥当。当时他非常生气，我无意中看见他给一个女同学发短信倾诉，女孩也发短信安慰他，我当时想他能和这种细心、有点思想的女孩交流，是件好事。后来有一次我的手机没电了，借用他手机的时候看到这个女孩给他发的很多信息，发现这个女孩父母离异，因父亲有家庭暴力倾向，她对父亲很仇视，恰好那时候我儿子刚受到他父亲的伤害，我担心他受这个女孩的影响。

张医生：有句话叫"苍蝇不叮无缝的蛋"，所以家长尽量不要给孩子们创造这种"同是天涯沦落人"的环境，孩子之间会相互给予负性的影响。更不能对孩子使用暴力，避免孩子习得这些暴力行为。

来访者：以前我与我婆婆、先生是对立的，现在好在我们夫妻关系明显改善了，我们一家三口是同一战线的，没有对立关系。我很委屈的时候也会和他讲，他也愿意听，还会安慰我，我觉得这些都是我的资源。

张医生：对，这是好事。你说你有委屈是和孩子讲，对吗？

来访者：因为我们的情况孩子都看在眼里，而且他是非常聪明的。

张医生：成人的问题不要让孩子去解决，更不要和孩子宣泄；你自己不能解决，可以找咨询师、朋友等提供帮助。表面上孩子能给你同情，但这样容易打乱伦理关系，他和你倾诉，你也和他倾诉，渐渐地就失去这种父母和孩子之间的辈分差异和界限。你应该是他的榜样，在他看来母亲是明事理、坚强、智慧、能帮他解决困扰的人，这样才能树立你对他"恩威并施"中的"威"，获得孩子对你的尊重。

来访者：谢谢您！我非常有收获。

张医生：没关系，下次有什么问题可以再联系。

来访者：好的，我也准备让孩子找您咨询一下，他就偏理科，不怎么爱学文科。

张医生：可以的。

来访者：谢谢您解决了我很多困惑。

张医生：不客气，再见！

张 医生点评

对孩子要自由与监控并行

孩子的教育是个系统的工程，要花费非常多的时间和精力，正所谓"冰冻三尺非一日之寒"。如果客观条件不允许孩子生活在父母身边，不论由谁抚养，父母都要监控，这样孩子的教育或价值观出现问题时，父母才能及时干预。但也不能为了监控孩子，就一点空间和自由都不给孩子留，什么偷看日记或短信、监听电话、干涉孩子与同学的交往等方式都是对孩子极大的不尊重，也会失去孩子对家长的尊重。对孩子做人的教育是指教会孩子尊敬父母、善待生命、尊重他人、热爱生活等，要与做具体的事分开，不能因为做一些具体的事情而破坏做人的原则。

教孩子理清伦理关系，建立伦理制度

我们常说要与孩子成为朋友，要平等，是指要尊重孩子，倾听孩子的意见。家长对孩子有养育之恩，我们的伦理和辈分决定了家长与孩子是不能绝对平等的，但在人格、尊严上，在尊重彼此的意见方面是可以平等的。家长要避免向孩子倾诉成人之间的不满和抱怨，把无辜的孩子牵扯到成人之间的复杂关系中，相当于在给孩子出难题，会使家里的伦理关系混乱。

孩子辍学在家，逼得我想自杀

年近四十岁的来访者，最近几年来因丈夫在外打工，独自照顾家庭和孩子。然而在一年多以前，上初中的孩子突然患病休学，病好了也不想再去读书。为了减轻先生的心理负担、缓解他的压力，来访者一直以来都是瞒着丈夫独自带孩子看病，一方面帮助孩子恢复健康，另一方面也劝孩子尽快回去读书，然而孩子病好后始终没有重返课堂。孩子认为，上了大学也不一定能找到工作，无心学习，在家玩游戏。最近，先生知道孩子已经辍学一年多，心生怨气，埋怨来访者为什么不早点告诉他，还在亲戚面前指责来访者平时太溺爱孩子。

一边是厌学的孩子，一边是丈夫的不理解，来访者感觉委屈和心痛，甚至曾经有过轻生的念头。

张医生：你好，我是张医生，讲讲你的困扰吧。

来访者：我有两方面的问题想咨询，一个是孩子的问题，一个是跟我先生之间的问题。

张医生：先说说你和先生之间的问题吧。

来访者：其实我和先生之间没有什么大的矛盾，他在外打工已经好几年了，主要是孩子的问题让我们头疼。最近他才知道孩子已经不上学了，责怪我为什么不早点告诉他，还在亲戚面前指责我平时太溺爱孩子，他的这个态度让我很难接受。他在外打工好几年，家里的事情我都是尽量独自承担，他打电话回来也总是抱怨自己工作多么艰辛，很少关心我这边的困难，到头来还指责我，我真不知道这日子该怎么过下去。

张医生：你的小孩是几年级退学的？

来访者：一年多以前生了病就没去上学，后来病好了，也不想去，他觉得即使将来考上大学也找不到工作。最近他又开始学习，准备上学。

张医生：准备上什么学校啊？

来访者：他要回到原学校去学习，准备参加升高中的考试，但他内心还是不愿学习。

张医生：最后他怎么克服自己的阻力又准备重新回去读书了呢？

来访者：前段时间我先生回来给孩子做工作，两个人也因为这事争执起来，差点动手，最后我先生说"要么你去上学，要么我辞职回来"，这样孩子才决定回去学习，但是我也不认为他这次就真能回去踏实上学。

张医生：你的孩子现在上初中就表现出不爱学习、没有动力，其中一个认知是他认为现在很多大学生毕业也没有找到工作，浪费了时间、金钱，他是这样认为的，对吗？

来访者：对，他就是这个意思，他认为现在与其在学校浪费时间，还不如去做自己想做的事情，问题是他也没去做什么，每天在家就是上网玩游戏、看看书。

张医生：现在看起来小孩的问题是你们夫妻矛盾的焦点，我们先来沟通这方面的问题。

来访者：嗯。

张医生：第一方面，从某种程度上来看，孩子的看法是对的，现在大学生就业难的问题确实普遍存在；另一方面，目前中国社会是非常重视学历的国家，如果小孩没有高中毕业文凭，连当兵都不允许，生存都会出现问题。

来访者：这些我都跟他谈过，但是他听不进去。

张医生：谈的方式很重要，"身教重于言教"，你和先生两个人是大学毕业吗？

来访者：都不是。

张医生：对，那得找一些权威的，令他尊重的人来跟他谈。

来访者：孩子从小很尊重他的舅舅，舅舅是大学毕业，现在做医生，但是跟他谈完之后，还是没有什么效果。

张医生：那得反思是什么原因。

来访者：孩子会说有很多企业的老板也都没有上大学。

张医生：这样沟通就不具体了，你可以问问孩子说的是哪个企业的老板。这样你才能帮助孩子看到，有的老板虽然没有大学学历，但是他可能有人脉，或者家里有资源，当你没有这些资源的时候，要靠什么成功呢！

来访者：是这样啊！

张医生：第二方面，退一步讲，即使孩子不愿上大学，那也得学一个跟他的爱好有关、将来能够养家糊口的技能，比如上职高、中专、大专等。现在70%的城里人读大学，20%的人接受职业教育。如果小孩打定主意要做那10%的人，这不是跟自己过不去嘛！

来访者：嗯。

张医生：他不仅是和自己过不去，还和父母过不去，父母把他养大之后，他却选择做最低的那10%的人，拿什么去报答父母呢？如果他没有一份工作，谈不上报答父母，又怎么有女孩愿意嫁给他呢？所以将来他打算做什么，得听一听他的计划。

来访者：对。

张医生：现代社会，你不上大学就已经成为"少数民族"了，如果再不去读职业教育，那就是"超少数民族"，如果什么正事还不干，那不就得沦为流氓、歹徒了嘛。上大学不是唯一的选择，但是我得听听你的替代选择，不能是没有出路，做"啃老族"，那啃光了以后怎么办呢？

来访者：嗯。我之前也问过他将来想干什么，他说不想挣那点死工资，想当老板。

张医生：那太好了，不想当将军的士兵不是好士兵，问题是老板能一步就当上吗？想做老板不得先做员工吗？想做将军不得先当士兵吗？你的小孩想法都没有问题，只是比较幼稚、不成熟。我今天给你示范怎么去和小孩谈，如果你谈不清楚，你知道孩子说的是天方夜谭，但是不能说服他的时候，就得找专业的咨询师去谈，让他们从专业的角度去帮助孩子。有些时候，很可能小孩和父母待在一起久了，产生了逆反的心理，家长在孩子面前失去了权威，孩子就不再愿意听父母的话了，但是换一个更权威、更专业的人去沟通，结果可能会变得不同，这是关于怎么去处理孩子的问题，我讲清楚了吗？

来访者：很清楚。

张医生：第三方面，关于你和先生情感的问题。我认为你和先生的想法都对，但是都是站在自己的立场上"诉怨"。从你这边讲，一个人照顾家庭很不容易，没有功劳也有苦劳；从他的角度讲，虽然不常关心你，但在外打工也要承担很多艰辛和风险，何况还在尽职尽责地给家里赚钱，他现在也会有怨气。

来访者：是的，他现在虽然表面上不说什么，但其实对我就是有埋怨。

张医生：对的，你们俩现在都是在抱怨，时间长了就会使夫妻关系产生裂痕。如果你换个角度讲："你在外打工很不容易，咱们家也需要你这份收入，我当时没跟你说孩子的事，也是因为心疼你。万一你一着急辞职了，那咱们家的经济会出现问题，或者你在那边想着这些烦心事影响工作，甚至出现危险，那我会更自责，所以我就选择'报喜不报忧'。现在看起来效果不太好，但我的初衷是好的。"这样谈才是沟通嘛。如果他也是换个角度讲："我知道你在家照顾孩子、老人很不容易，又赶上这么一个不争气的孩子，还不敢跟我说，都是一个人在支撑，要是我能有更大的本事，在当地就能找到一份很好的工作，就不会造成今天这样的局面了。"这样的沟通，你听明白了吗？

来访者：我觉得我们两个之间怎么说，我都能接受，但不要在外人面前责备我。因为孩子的事情，家里的亲戚都挺关心的，现在家里的亲戚好像也跟他一样，都认为孩子的问题是我的责任。

张医生：对，我明白你的处境，正因为两个人都是抱怨，所以才会都觉得委屈，但是如果两个人都用感恩、理解的心态去说话，当亲戚抱怨你没有带好孩子的时候，先生能够站出来说："不能这么说，这孩子本来就不好带，特别像我小的时候，不爱学习。"如果先生这么说，你就不会是现在这种想法了，还会对先生心存感激，对吗？

来访者：我想要的就是这些。（哭泣）

张医生：对啊，我听你好像在哭，你需要去擦擦眼泪吗？

来访者：没事，可以继续说。

张医生：好，为什么现在没能达到你想要的效果呢？因为你们都在抱怨对方，只是抱怨的程度有所不同。你的方式听起来更像是诉苦，如果按照我刚才那样的方式沟通，两个人就都不会觉得委屈，他是男人，可能不会像你这样哭泣，但是他心里也会觉得委屈啊。

来访者：我心里从来没有抱怨过什么，家里搬家、给孩子看病都是我一个人在做，现在他和他家里人都在埋怨我，我心里特别接受不了。（哭泣）

张医生：那你认为是谁的原因呢？

来访者：我也不知道，好像我该做的也都做了，孩子就是不听我的话。

张医生：这不就是答案嘛！当你自己也搞不清楚的时候，你自然最容易成为别人抱怨的目标，因为你是孩子的母亲，天天跟孩子在一起，这就是所谓的"子不教，父之过"，不一定是你做错了什么，但是因为跟你联系最紧密，你好像就成了"替罪羔羊"，对吗？

来访者：对。

张医生：这是一个很正常的逻辑，在你这里听起来好像特别惊讶、特别委屈。小孩一直跟你长大，他如果好，是你的功劳，如果变坏，就是你的责任，大部分人遇到这种情况都会很自然地这么推理，不是吗？

来访者：是。

张医生：对，别人有这种想法是正常的，想要别人不这么想，你就得给他们一个理由，不然小孩的父亲、亲戚都会很自然地把"脏水"泼到你身上，少年犯的妈妈也不一定都有问题啊。

来访者：嗯。

张医生：你能做的不是诉苦，因为诉苦很可能会激怒对方。很多处在和你类似情况的人，会跟先生和家人去讲，这个孩子为什么变得不爱学习，我认为这个孩子是什么问题，现在孩子不听我的，我找了个方法，就是找咨询师跟他谈谈。另外如果先生能来做咨询就更好了，咨询师就会听听先生是怎么想的。如果先生抱怨你没有带好孩子，他带孩子会做得更好，那咨询师就会问先生，什么原因使你不能在当地找一份高收入的工作，为什么没能给妻子、孩子提供更好的环境呢？这里一定有他自己的原因，人一旦看到自己的问题，就会沉下心来反思，而不是一味抱怨别人了。

来访者：嗯。

张医生：所以，这里是要跟对方把道理讲清楚，不是抱怨，也不是吵架，更重要的是齐心协力把孩子的问题解决。你的孩子看起来脑子反应很快，还能讲一些歪理，很善辩，但得需要一个比他还能讲的人，把他校正过来。

来访者：是的。

张医生：现在你们矛盾的焦点就是孩子的问题，不是你们本身的感情有什么问题，这是好事，一旦孩子的问题慢慢解决，你们之间的问题就会得到缓解了。现在孩子还很年轻，是容易变化的年龄，再加上家庭中还有一定的资源，你还能想到求助专业的心理咨询师，这都是非常好的。我会把你的问题再去和你的咨询师沟通，让他能继续帮助你，如果再能和你的孩子、先生谈谈，那效果就更好了。我这样帮你分析，你觉得有帮助吗？

来访者：嗯，这样分析以后我能清楚一些。

张医生：对，我认为你非常不容易，你现在的情况就像是"三明治"，上有老、下有小，夹在中间非常艰难，但是你并不是完全没有资源的家庭，是"比上不足、比下有余"的境况。从今天和你的谈话中，我能听到你是一个非常尽职尽责、非常辛苦的母亲、妻子、儿媳，孩子出现了问题，并不是你没有努力去做，效果不好，很可能是方法不当，在咨询师的帮助下可以帮助你去客观地分析问题、解决问题，好吗？

来访者：谢谢你，跟你说完了，我感觉痛快多了，在没跟你谈之前，我有想过，自己睡一觉再也不醒过来，什么事就都没有了，大家的问题也解决了。

张医生：你如果选择那样做的话，你的问题是解决了，但是大家的问题来了，妈妈没有女儿了，丈夫没有妻子了，孩子没有妈妈了。你想孩子的问题会解决吗？是更大了，不仅不上学了，妈妈也没有了，那孩子会过得更好吗？一定不会。相反，如果你坚强起来，去面对和解决现在的困难，孩子变好了，丈夫看着妻子阳光起来也更爱你了，不是这样吗？所以我很高兴你是过去有这种念头而不是现在有。现在你家里有亲人能帮你，孩子智商也没问题，还能言善辩，将来能超过你的可能性很大，但是你得帮助他。如果有一天你没了，那你的孩子会怎么想，他会认为是自己把妈妈逼死了，那他能过得好吗？

来访者：对，但是有的时候在那种很心痛的时候就想不了那么多了，但是想想我娘家的人对我的帮助，还是不能放弃自己。

张医生：对啊，但是这些娘家人还会在，还会继续帮助你，这就是系统的好处，不是要你一个人去扛，还可以找专家帮忙，把小孩慢慢变好。小孩上初中之前你没觉得他不好，对吗？

来访者：对。

张医生：是啊，上初中这段不好，你帮助他渡过难关，上高中又变好了，那不就好了嘛。很多孩子上初中的时候都可能会叛逆、干点坏事，现在你的孩子就是厌学，并没有打架、斗殴，对吗？

来访者：是的。我的孩子没有什么不好的习气。

张医生：那这是好事。你想想那些打架斗殴的孩子的父母也没有去自我了断啊，这肯定不是解决问题的方法。

来访者：呵呵，确实不是解决问题的方法。

张医生：你明白就好了，希望今天的分析能对你有所帮助。

来访者：很有帮助，非常感谢您！

张医生：不客气，再见！

张 医生点评

教育是可以让普通人走向成功的最可靠的途径

当今社会很多快速成名、依靠家庭资源走捷径的现象让不少青年人在成长道路上心生浮躁，再加上大学生就业难等问题让许多孩子对接受高等教育产生质疑。然而，不管是美国总统奥巴马的成就，还是中国人李开复的成功，都在显而易见地告诉大家，教育仍然是可以让普通人走向成功的最可靠的途径。

面对亲子问题，夫妻间相互抱怨难以解决问题

夫妻关系是"生命共同体"，要一起实现抚育小孩、赡养老人等目标，遇到问题需从家庭的整体利益出发，感恩对方的付出。面对亲子问题，夫妻间相互抱怨，不仅会危害夫妻感情，更会对下一代的成长不利。相反，若能抱着感恩的心态，以"生命共同体"的立场去积极应对和解决问题，就能避免"家庭输"的局面。

"三明治"更需要关注自己的身体和心理健康

中年人的状态特别像"三明治"，上有老、下有小，中间还有来自工作和生存的压力。有些时候，问题和麻烦可能会接踵而来，一旦处理不好，很可能会被压力压垮，甚至会损害身体和心理健康。因此，中年人在忙于工作、照顾家人之余，还需更加关注自己的身心健康问题，遇到困扰及时请教专业医生和咨询师，以免给自己和家人带来更大的损失。

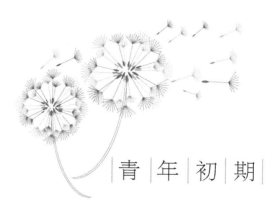

青 年 初 期

失败的小留学生变成
自闭的"宅男"

案 例概览

　　来访者是一位中年女性，儿子从小学到初中的学习成绩一直十分优秀，与同学之间的人际交往也很正常。几年前，来访者将儿子送到海外留学，没想到仅仅一年的时间，儿子就中断了学业，回到国内。回国后的儿子不仅没有返回学校读书，还变得越来越自闭，整天"宅"在家里玩电脑。来访者对儿子未来的前途充满担忧，却无计可施。

咨 询实录

来访者：张医生，您好！我想问一下，我的儿子不愿意出门的问题。

张医生：能讲得具体一些吗？

来访者：他今年已经二十岁了，之前出国留学半途而废了，回来之后变得很自闭，不愿意跟人交流、接触。

张医生：也就是我们平常说的"宅男"？

来访者：对，就天天在家上网看动漫、小说之类的东西。

张医生：他出国之前就是这样的状态吗？

来访者：出国前他的性格就比较内向，不过还好，出国回来以后就不愿意去学校，什么都不愿意学了，好像变得很自卑的感觉。

张医生：他多大年龄的时候出国的？

来访者：初中的时候。

张医生：他从小学到初中都能按时、正常上学吗？

来访者：能，而且一直是学习成绩非常优秀的孩子。

张医生：他的朋友多吗？

来访者：有一些朋友，他不喜欢跟学习成绩差的孩子在一起，只爱跟学习成绩好的孩子一起玩。

张医生：你们经常请这些同学、朋友到家里来玩吗？

来访者：很少。

张医生：我们先谈谈他出国之前的事情，再谈谈他出国期间的事情，最后再谈谈他回国之后发生的事情，这样做一个对比，才能知道他究竟是什么情况。

来访者：好的。

张医生：首先，他出国之前交朋友，与其他的孩子比起来，没有任何障碍，是这样吗？

来访者：是的，没有障碍。

张医生：那么，他交往的朋友全是男性，还是有男有女呢？

来访者：男性比较多，女性也就一两个吧。

张医生：他出国前跟朋友交流的时候，会不会觉得自己很不自信、很没有能力，或是很不擅长交朋友？

来访者：不会。

张医生：他在国外待了多长时间呢？

来访者：一年左右。

张医生：这一年当中发生了什么特殊的事情吗？

来访者：他几乎什么都不干，我曾经去国外给他买了台电脑，他就天天在家里上网。

张医生：他不去学校上学吗？

来访者：他听不懂老师讲的课，所以就不爱去了。

张医生：除了听不懂不愿意去上学，他在其他方面有没有变化？比如在国外能跟那些一起留学的孩子们交朋友吗？

来访者：他只交了几个男性朋友。

张医生：他跟朋友们发电子邮件、打电话、聊天这些人际交往的行为，也跟国内比较一致，看不出有什么问题，对吗？

来访者：对，看不出什么问题。

张医生：也就是说，他就是听不懂老师讲课，不愿意上学，一年之后就回国了，对吗？

来访者：对，他说不喜欢那个国家，不喜欢那边的人，就想回国。

张医生：现在我们谈谈他回国之后的事情。

来访者：好。

张医生：回国之后，他是重新找了一个学校上学，还是一直待在家里？

来访者：没有找学校上学。他回国之前跟我说了很多他一定会努力学习之类的话，可是回国之后就完全变样了。我看他恐怕连高中、大学都考不上了，就想让他学点技术，于是我就给他报了一个电脑培训班，没想到他又是半途而废了，从那时起到现在就一直"宅"在家里，几乎不出门。

张医生：嗯，那么电脑他大致学了多长时间？

来访者：大概半年。

张医生：具体学的是什么内容？

来访者：学的是电脑设计，可惜学到一半就不学了。

张医生：嗯，你说的情况我都听清楚了，那么我们来小结一下。你来找我咨询是因为你的儿子原本是一个爱学习的好孩子，经过在国外一年的留学，回到国内以后就变得不爱学习，没有激情，没有动力，现在待在家里做"宅男"。你担心他已经二十岁了，这样下去未来的前途会比较麻烦，对吗？

来访者：对。

张医生：由于语言、文化的挑战，并不是每个留学的孩子都能适应国外的环境，所以你的儿子在国外受挫，也是可以理解的。但是，他回国之后，回到了母语的环境，你有没有问过他为什么也不爱学习了呢？

来访者：问过，他说没有他想学的东西，还说让我不要管他，因为他现在是过渡期，等攒足了精神食粮他就出去，他说的精神食粮就是那些动漫、小说之类的东西。

张医生：那他"宅"在家里多长时间了？

来访者：已经一年多了。

张医生：他有没有告诉你一个大致的时间表，比如他打算过渡多长时间？

来访者：没有，他说等他想出去了，自然就会出去。我不知道要等到什么时候，也不知道该怎么对待他，是鼓励、打击，还是用别的什么办法？

张医生：嗯，那么他有没有告诉过你，除了学习以外，他还喜欢做什么？比如动漫，当然，我指的不是单纯的玩，而是动漫设计之类的。

来访者：他说过他喜欢学外语。

张医生：他想学外语有多长时间了？

来访者：有半年了，但是他出国、学电脑都半途而废了，又说想学外语，我不同意。

张医生：因为他没有自己来做咨询，而是由你转述他的问题，相当于"代询"[1]，所以，我没有办法直接询问他的想法。不过我听明白了你的困扰，我想有这样几点咱们可以讨论一下，好吗？

来访者：好的。

张医生：第一，你的儿子存在一个模式——学东西、做事情容易半途而废，不管是出国留学、学电脑，还是想学外语，都不太像是能够把一件事情从头到尾坚持做好的样子。这个模式不是一天两天养成的，自然也需要很长时间才能慢慢克服。

来访者：没错。

张医生：第二，在我看来更为紧急，就是孩子"宅"在家里的时间太长了。他在国外一年的时间里，多数时候都是在家里"宅"着，少部分的时间去学校混混日子，显然没有认真学习。现在回国差不多两年了，加上在国外"宅"着的时间，他脱离学习环境至少已经有三年了。人不经常做的事情，就不容易养成习惯，所以，他现在不是学什么专业的问题，而是对学习本身没有兴趣的问题。

来访者：您说得非常对，他现在就是学什么都没兴趣。

张医生：我刚才问您那几个问题，其实是想判断他是不是性格问题，有没有其他的身心障碍阻止他走出家门，您的答案把我的猜测都否定了。现在的问题是他已经连续两三年脱离学习环境，再发展下去势必产生厌学的症状。

来访者：对。

张医生：很多孩子遇到类似他这样的情况时，一般来说，家长都愿意让孩子立即返回学校去学习，不能让孩子丧失学习兴趣，一旦学习兴趣没了，学习就会变得很艰难。所以，现

1　代询：是指存在主要困扰的当事人没有亲自接受咨询，而是由他人（如父母、配偶等）代为咨询。由于代询无法收集到真实、有效、全面的信息，因此美国心理咨询行业通常不允许代询。

在无论他想学什么，都要迅速帮他恢复学习的状态，虽然他现在想学的专业对未来不一定有用，或者父母不太赞成，但当务之急是让他拿起书本，走出家门，步入社会环境，让他把心理状态调适过来。虽然他也说自己需要一段时间去过渡，但是，在家里这种环境下自然而然完成过渡的可能性很小，相反，在家里待的时间越长就越不容易调适过来。他想快速适应社会，却总是"宅"在家里，这是非常矛盾的事。总之，无论是学什么，关键是让他结束"宅男"的生活状态，走出家门，返回学习环境，变成学校里的学生，结交新的朋友，融入社会环境，帮助他完成"过渡"这个阶段。

来访者：嗯，我明白您的意思。

张医生：第三，在过渡的过程中，要反复观察他。如果经过几个月的过渡，他真的"痛改前非"，最后找到了一个愿意坚持的目标，比如决心把外语认真地学好，那当然不是问题，年轻人未来会有很多与外国人打交道的机会，外语会对他有所帮助。这时就涉及一个"策略"，就是如何让他与高校同专业的应届毕业生有所区别，增加他将来找到工作的几率，对他未来的职业产生正面的影响。否则，外语就变成了一个爱好，而不是一种谋生的手段和工具。不过，不要过于着急，这是几个月之后才需要讨论的问题。

来访者：嗯。

张医生：另一种情况是，如果父母征求了他的意见之后，发现外语不能成为他将来自食其力的工具，那么我们可以在以后的咨询中去讨论，如何帮助他把外语作为一个背景，重新选择一个不同的专业。在人的一生中，多一门外语作为背景，肯定只有好处没有坏处，但是如果只学外语，就需要考虑学外语的目的是什么，这门外语能否成为自己一辈子的"饭碗"，如果可以，当然就没有问题了，如果仅仅是爱好外语，那显然是无法生存的。当然，这些问题都可以在几个月以后的咨询中再去讨论。

来访者：嗯。

张医生：所以，现在首先要解决的问题就是让他从"宅男"变成"学校男"、"社会男"。这样做的好处不仅仅是让他走出家门，更重要的是保护他的自尊心，削弱他交朋友的障碍，防止他逐渐形成心理障碍。男人有一份好职业的作用，不仅在于工作本身，更会给男人带来自尊，体现出自我价值，在择偶等很多方面都有特别重要的作用。所以，对他来说，目前重要的不是选什么专业，而是先找一个专业让他学起来，几个月以后如果不合适，再想办法重新选择。

来访者：嗯。

张医生：如果他愿意亲自来做咨询，我们就可以更清楚地了解他本人的真实想法。

来访者：嗯，那我现在是应该让他去学东西，还是去打工锻炼锻炼呢？

张医生：如果你的目标是让他放弃继续学习，让他一个初中毕业生将来靠体力求生存，那么打工可以帮助他锻炼身体、了解社会，比在家里做"宅男"强。但是，如果你、儿子或其他亲属的决定是希望他将来靠技能、靠本事吃饭，那当然需要继续学习，因为他还处在学习的年龄，一旦这么早走入社会打工，就很难再回头。所以，关键还是看他的人生希望如何生存下去。不管是学习还是打工，你们选择哪一条路，都比孩子在家里当"宅男"强得多，因为"宅男"

不是一辈子的职业，只是一时没有选择的选择，肯定不能长期下去。

来访者：也就是说，不管干什么，让他先走出家门。

张医生：太对了，这是第一步。作为母亲，你已经尽了该尽的力，不仅送他出国留学，还支持他学电脑，只是没有达到预期的效果而已。如果他愿意亲自来做咨询，我就可以问问他究竟是什么阻挡了他出门，但不是要责备他、挖苦他，而是帮他找出原因，让他以后少犯类似的错误，或者做出更适合自己的选择。你强迫他做的事情，不会转化成他内在的动力，只有听到他本人的想法，才能挖掘出他内在的动力和欲望，让他去做自己想做的事情，他才会有动力，才会做得持续和长久。

来访者：好的，假如不管我怎么说，他都不出去，我又该怎么办呢？

张医生：如果你能劝他来做咨询，那已经是成功的第一步了，如果他连咨询都不愿意做，那就比较麻烦。这就像人生病了要主动求医一样，医生不可能主动上门给你看病。咨询也是一样，他首先需要有咨询的欲望，自己想要解决问题才可以。所以，重要的是他要主动寻求帮助，然后在咨询的过程中，帮他分清他的想法是现实的还是虚无缥缈的，但必须是在跟他交谈、互动的过程中才能知道。如果他坚决不出家门一步，那很多问题就难以解决了，你刚才说他曾经想学电脑，又想学外语，听起来他是个有欲望的人，好像还没有严重到这种程度，还有可以改进的空间。那么，刚才我们讨论的建议你都清楚了吗？

来访者：很清楚了，我回去动员他来和您谈一次。

张医生：好，你可以跟他说，出去试着跟张医生咨询一次，大不了就再回来当"宅男"嘛，当"宅男"这个事情很容易实现，但是，想永远走出家门是比较难的事情，为什么不花半天的时间去试着做个"社会男"呢？毕竟走出家门很难，走回家门很容易。

来访者：嗯，我还有最后一个问题，如果他出去学东西，再半途而废该怎么办呢？

张医生：我们永远不能预见未来，所以，这次一定要先问问他想做什么，我们怎么知道他学外语不会再半途而废，这次的决定跟以前的决定有什么不同，等等，先把这些问题讨论清楚再去做，那么犯同样错误的几率就会低一点。我觉得你的担心是有道理的，但最重要还是听听他自己怎么想。

来访者：嗯，他说他这次学外语会好好学。

张医生："好好学"只是个态度，更重要的是学外语的目的是什么，有没有好的学习方法和计划，这些方法和计划有没有现实的可行性。这些还是需要跟他一起讨论，至少回去试试让他亲自来咨询，好吗？

来访者：好的，我明白了。

张医生：希望这些分析对你有所帮助。

来访者：非常有帮助，谢谢您。

张医生：不客气！

张 医生点评

爱孩子，但不溺爱

对孩子无微不至的呵护是父母疼爱孩子的表现，但过度的关注、照顾就变成了溺爱。如果孩子力所能及的事情，父母都代替孩子去做，孩子慢慢就会变成"温室里的花朵"，经不起风雨。父母的目标应该是将孩子培养成适合社会的人才，而不是只能适应家庭的"宅男"。培养孩子独立、吃苦、抗挫折的能力，从孩子越小的时期做起效果就越好，因此，哪些事情应该由父母代替孩子去做，哪些事情必须由孩子自己去做，需要由父母来掌握平衡。

尊重孩子的意愿

在孩子选择专业或职业的过程中，父母往往会将自己的意愿强加给孩子，而父母强加给孩子的学习目标，孩子容易因为缺乏兴趣、动力，半途而废。正如此案例中母亲送孩子去学电脑，可能孩子并不喜欢，因为喜欢看动漫和喜欢学电脑，是两回事儿。因此，父母一定要与孩子共同讨论、挖掘出孩子喜欢学什么，希望以什么为终身职业，将孩子喜欢的东西作为追求目标，才会产生内在、持久的动力，帮助孩子选择既喜欢又能够谋生的职业，这样孩子在遇到困难时才会"知难而进"。

珍爱生活，远离"宅态"

无论学习什么专业，无论是为了暂时的快乐还是未来的发展，"宅男"、"宅女"只能作为短期的过渡状态，而不能作为长期的追求目标。"宅"，不但会使人失去同龄人具备的社交能力，更有可能丧失生存技能，最终沦为"啃老族"，依附于父母的经济来源而生存，一旦父母的经济出现危机，孩子就失去了生存之本。因此，即使是家庭条件比较优越的孩子，也尽量不要做"宅男"或"宅女"。

选择孩子出国留学的年龄段

孩子出国留学的最佳年龄，并不是绝对的。父母要根据孩子的自身条件、国内与国外的支持系统能否成功对接等因素，来综合考虑送孩子出国留学的时机。

如果孩子独立生活能力非常强，比较容易适应国外的环境；或者在国外有亲属，相当于父母的角色，那么孩子适合在年龄比较小的时候出国。年龄小的孩子学习语言的能力比较强，对国外文化理解得比较好，容易适应新的社会环境。缺点在于独立生活能力较弱，生存比较困难，但是，一旦生存下来，后续的融入就变得容易。因此，许多年龄很小的孩子去到国外，长大之后就变成了外黄里白的"香蕉人"，外表虽然还是黄种人的模样，但内在已经融入了西方文化。

年龄大的孩子在国内已经锻炼出比较好的耐挫能力和心理承受能力，容易适应艰苦的生活环境。但是，问题在于可能终身都讲着有口音的外语，对留学国家的社会运行机制不够理解，融入社会文化比较艰难。有些成年人在国外就业、生活、交友的过程中，甚至变得格格不入，变成了西方社会的边缘人，难以融入主流社会。

父母需为孩子出国做好准备

如果父母想让孩子成为成功的"小小留学生"，就必须为孩子提前做好准备。比如，让孩子从小就读重视外语的学校或是国际学校，那么孩子出国后融入语言和文化就比较容易；或者送孩子上寄宿学校，培养孩子独立生活和自我管理的能力；更有甚者，条件较好的家长会将孩子送到新加坡、香港等地上学，这些地方往往是英语教学，教育制度与国外可以直接对接，既可以学好英语又可以锻炼孩子自立的能力。但是，这种情况存在一个问题，就是孩子留在父母身边的时间比较短，家长要牺牲很多与孩子相处的时间和情感，因而各有利弊。

总的原则而言，就是越想让孩子独立，就该越早训练孩子独立；越早让孩子暴露在阳光和风雨中，孩子就越容易变得独立。

将成绩糟糕的女儿送出国
是明智的选择吗？

案 例概览

　　来访者是一位四十岁出头的中年女性，为读高二的女儿代询。不久前，来访者将女儿从老家接到X市学习，但是女儿过来之后学习成绩跟不上，尤其是英语成绩更加糟糕。来访者给女儿请家教之后，女儿的成绩有所上升，但是她觉得自己准备的内容和考试的内容相差太远，没有信心应对考试，再加上自己在这里"孤军奋战"，没有朋友，坚决要求回到老家。原本希望女儿回到老家后找找自己的朋友，放松之后，还能来X市继续学习，没想到女儿好像把学习的事都抛到了脑后，竟然还谈起了男朋友。来访者感到女儿这样的情况应对明年的高考很难成功，情急之下想到送女儿出国留学，希望能够"亡羊补牢"，以免女儿荒废学业、将来发展受阻。

咨 询实录

张医生：你好，我是张医生，讲讲你的困扰吧！

来访者：嗯，现在我的孩子快高考了，上学的时候遇到点困难，不想上了，我们就想让她出国，但是关于出国需要注意什么我们也不清楚，在这方面您能给我一些建议吗？

张医生：你的小孩不愿意学习或者不愿意高考有多长时间了？

来访者：她也不是不愿意高考，就是英语学不好，因为之前一直在老家读书，过来X市读书也不太适应，现在又回去了，想等到高三下半学期的时候再过来。

张医生：小孩应该什么时候参加高考？

来访者：明年6月份。

张医生：你的小孩是因为外语学不好感到很受挫折，还是她本身就是个学习不好的孩子？

来访者：她也不是学习特别不好的孩子，在老家的时候属于中等学生，过来这边之后，英语跟不上。X市的教材和老家也不太一样，这边好多课她以前没上过，所以她特别害怕考试。

张医生：她在这边有没有参加过一些考试，跟周围的同学比较一下，在班里大致处于什么位置？

来访者：刚过来这边的时候入学考试考得特别差，是班里最后几名。后来我们给她换了一个学校，经过一段时间补习再考试，她又考了全班第二名，但是她觉得她的英语都是猜的。之后又学习了一段时间，她跟老师沟通发现要考的内容和自己以前在老家的教材内容出入很大，就坚决不参加考试了。

张医生：她是本身愿意学习的孩子，只是现在成绩不好，还是因为这些挫折厌学了？

来访者：她就是碰到困难就不想学了。

张医生：她过来这边以后有没有学得比较好的时候，或者发现哪些方法对自己很有帮助，比如家教、补习班等？

来访者：她一直很积极地参加补习，补习班的老师也都说她学得特别好，就是跟老师沟通之后，发现教材出入很大，感到崩溃了，就坚决不再参加考试了。

张医生：为什么补习班的老师都觉得她学得好，她自己却不这么认为呢？

来访者：是啊，她发现自己哪里学得不好就去补习，但是补习之后

　　　　　发现这边的考试内容跟自己学的内容相差很大，再加上来
　　　　　这边后，没有什么朋友，压力很大，她就坚决不去考试
　　　　　了，提起考试就头疼。

张医生：我听明白了，她现在是担忧考不好就不考了。另外，你在
　　　　　这个过程中发现，她比较适合一对一的辅导。第一，今后
　　　　　你可以帮她找一些家教，按照考试大纲来给她补习，把老
　　　　　家和这边的差距给补上。现在是补习班的老师认为她准备
　　　　　好了，她发现考试的内容和自己准备的不一样，那一般人
　　　　　遇到这种时候都会恐慌，觉得心里没底，下次准备好了就
　　　　　不会了。第二，听起来你和丈夫因为工作原因经常搬家，
　　　　　但是对于高中的孩子来讲比较不习惯经常搬家、变动，依
　　　　　恋关系对她来讲比较重要，所以她会抱怨没有朋友。对
　　　　　于高中的孩子来讲，切忌搬家，实在需要，搬了一次以后
　　　　　争取不要再搬。第三，调动你们做父母的社会资源，你们
　　　　　在这里的朋友，帮她找一些也是要明年参加高考的孩子、
　　　　　同龄的孩子，她交往上朋友，也就有了"入乡随俗"的感
　　　　　觉；帮她创造一个环境，有人能跟一起学习，一个人闷头
　　　　　学习容易厌倦嘛。最后，你还得想办法给小孩鼓劲。虽然
　　　　　她现在在这边的排名没有在老家的时候好，但是在X市考上
　　　　　大学比较容易，大学也非常多，它不像二线城市或是落后
　　　　　地区，竞争比较激烈。你的小孩在X市接受了教育，把户口
　　　　　再办好的话，即便是现在分数低一些，但是坚持下来，还
　　　　　有一个地域方面的优势。

来访者：嗯。

张医生：下面我想说的是关于出国的事情，大概是你更关注的。如
　　　　　果一个读高中都比较吃力的孩子送到国外也很麻烦，就像
　　　　　你刚才讲的，一个独立能力比较弱、外语差的孩子送到国

外怎么能成功呢？所以这个想法本身有问题，但是可以拿这个目标去鼓励小孩，比如"如果你哪天在国内没考上大学，我们把你送到国外去读书"。这样可以减轻孩子的一部分压力，让她有个盼头，并不是千军万马都要过这一个独木桥。这样的鼓励是对的，但是也需要小孩准备两件事。第一，将来送小孩出国，父母可以出钱，但是外语得孩子自己学。让小孩利用一些时间，把英语学好，如果能考上国内的大学，那这是A计划，一旦考不上，你也为去国外读书这个B计划储备了语言技能。第二，抓紧时间培养独立的生活能力，到了国外，需要自己做饭、洗衣服，父母不能陪在身边了。你想送孩子出国读书这个想法没有问题，一般来讲，送小孩去国外上大学比读研究生好，读研究生比直接去工作好，因为国外是素质教育，国内更多的是应试教育。所以你刚才讲的小孩的情况，并不适合现在立即出国，不是高二不能出国，而是你的小孩还没有准备好，她现在交不到朋友很难过，遇到困难就回老家了，英语还没学好，怎么能急于去国外读书呢？国外的竞争比国内还要强啊，只是它的教育系统比较好。

来访者：这个孩子特别恋旧，离不开小时候生活的环境，还要找之前的那些朋友。她回老家之后，我通过朋友了解到，她现在又跟一个男孩好上了，所以我们现在特别担心，好多事都搅到一块了。

张医生：第一，小孩比较恋旧，愿意找回原来生活的舒适感这没有问题，但是不代表一定要在那里读书。就像人习惯穿旧鞋，突然穿新鞋会磨脚是一样的道理。但是做事不能因为舒服、容易才去做，而是因为正确才去做。她现在回到了比较熟悉的地方、困难少的地方、支持系统比较好的地方，当然会很舒服，但是对于整个人生来讲是个倒退。

来访者：我也是这么想。

张医生：第二，人在某些方面比较不如意的时候就愿意在其他方面寻求安慰。比如，在学业上不太顺利的时候就容易在感情上很有需求，对于一个十七八岁的小女孩来讲想谈恋爱太容易了，因为恋爱不需要什么资历，什么样的人都可以谈，这是最容易的事，难的是找一个好的恋爱对象。小孩在遇到一些困难的时候，就喜欢挑容易的事去做，跟读书比起来，谈恋爱要容易多了。

来访者：嗯，嗯。

张医生：但是小孩这样继续下去，两方面都会失败。首先，你退回到相对落后的地方，不容易成功。另外，这个年龄谈恋爱能找到什么样的人呢？这个人将来能成功的概率非常低。你如果在大学谈恋爱呢，这个人至少是大学毕业，在研究生谈恋爱至少是研究生毕业，在中学谈恋爱你很难知道对方会有什么发展。谈恋爱本身是美好的，但是如果时机不对，只图暂时的安慰，将来的人生很可能失败，对于女孩子，还要特别注意安全的问题，不小心怀孕就更麻烦、更恐怖。这些问题，你都需要跟小孩去谈，比如"父母不是反对你谈恋爱，是希望你在更成熟的时候找到更好的。父母不是反对你恋旧，但是你充好电、放松完得回来继续读书"。知难而进才能越来越优秀，知难而退，退到什么时候是头儿啊。

来访者：对啊，我觉得就是这么回事，现在我们很为难，跟她说，她又表现得很逆反。我跟朋友们聊天，他们又跟我讲不能说小孩，可是不说我们又很担心，都不知道该怎么办了。

张医生：不说指的是不去责备、批评孩子，但是得跟孩子去讨论，如果你实在不知道该怎么和她交流，下次让她自己来做咨询就好了。现在的孩子生理发育比较早，知道的信息也多，对谈恋爱有需求是正常的，不需要去批评她。但是什么时候谈恋爱很重要，尤其是在孩子的学业、事业都还没有定下来的时候，如果是两个人一起相约考上大学，青梅竹马没问题啊，两个都上不了大学的孩子在一起谈恋爱就麻烦了。爱情是把双刃剑，既可以把你往好的方面影响，也可能把你毁掉。她现在往坏的路上发展，做父母的当然需要去和孩子讨论、去引导和教育她，"子不教，父之过"。问问她："你为什么没想过和大学生、研究生谈恋爱呢？"这样和她沟通，而不是批评。

来访者：我想回去把咨询的这个事情跟孩子说说，希望她能自己来咨询。

张医生：没问题，有时候咨询师跟她谈比父母谈好一些，要不然她总觉得你要教育她、批评她。

来访者：对，她上高一的时候数学成绩特别差，我就跟她沟通过，她特别逆反，总觉得我是有目的地跟她说话。

张医生：对啊，我们的确有目的，我们的目的是为了让她变得更好，让她找到更好的男朋友，上更好的大学。

来访者：对啊，但是她表现得特别逆反，只要一跟她说，她就生气。

张医生：现在小孩不在，不知道她因为什么原因生气，如果是因为学习不好、父母说她，那我得听听你有什么打算呢。高中毕业以后你是打算做什么，是想做点小生意还是干什么？中国是极其重视学历的社会，高中毕业你能做什么呢？

来访者：她说她一定会参加高考。

张医生：但是你的两项成绩——数学和英语都不好，你参加高考不是肯定失败嘛！

来访者：我们跟她说，你现在这样玩下去，落下很多知识，怎么参加高考？你跟她这么一说，她就说那我就不参加了。我们跟她谈很难把握尺度，很容易谈崩。

张医生：对，这种情况下就可以让小孩咨询，由咨询师来跟她谈谈。但是出国的事情先要暂缓，不是父母让她出国，必须是她有比较强的动力和欲望，否则在国外就是劳民伤财。在国内还仅仅是谈个男朋友，在美国还可以吸毒呢，那更可怕，想学坏在美国特别容易，因为这个社会特别自由。

来访者：如果她到国外之后特别努力，大学毕业容易吗？

张医生：从你刚才描述的情况看，她现在出国是非常困难的。一个人必须要有很强的自律性、独立性，还有强烈的企图心，在美国才能成功。因为在这里，没有人要求你一定要努力学习，一定要毕业，很多有钱人家的孩子被送出国以后，不仅学业不能成功，还沾染了很多恶习。所以，对于想成功的人，这里提供了很多条件，对于不想成功的人，想学坏也特别容易。

来访者：我现在是尽量争取让她回X市，来做一次咨询是最好了。

张医生：对啊，要给小孩重新评估，为什么会变成现在这样"破罐子破摔"，看怎么能把她变好，在这之后，给她准备一个B计划，因为家里有这个资源嘛，但是这个资源得善用，否则就是劳民伤财。

来访者：她的生活自理能力很强，但是她的自我约束能力很差，毅力不够。

张医生：这是最可怕的一件事，在美国要想成功，需要人有很强的毅力。

来访者：嗯。

张医生：希望今天的谈话对你有所帮助，但因为你是代询，既不知

　　道小孩为什么学习不好，也不知道她未来的打算，还是需
　　要她自己来咨询，效果会更好。好吗？

来访者：好的，谢谢您！

张医生：不客气，再见！

张 医生点评

　　高考已然成为国内孩子成才的重要途径，家长该如何应对高
考，如何帮助孩子在高考中取得成功？高考又是否是孩子成才路上
的唯一方法呢？

（应对高考，需激发孩子的内在动力）

　　从目前的国内形势看，高考对孩子的长期发展是必要的。家
长重视孩子的学业和高考是正确的，但要想让孩子在高考中取得
成功，关键还是要激发孩子自身的内在动力，让孩子了解到高考
的重要性，引导孩子能够为自己的兴趣和未来而战，而非为了家
长而学习。

（家长帮助孩子要善用资源）

　　随着社会经济的发展，国内的很多家庭具备了良好的经济能
力，有能力、有意识为孩子的教育投入更多。然而对于孩子的教育
并非一掷千金就能取得良好的效果，家长必须善用资源，有针对性
地为孩子创造需要的环境。比如给适合一对一指导的孩子请家教，
给一些自制力较弱的孩子组织学习小组，让想出国的孩子参加国外
的夏令营，等等。

（出国留学并非亡羊补牢的手段）

　　很多家长认为孩子在国内学习不好，送出国就可以了。这里

需要注意的是，出国留学并非亡羊补牢的手段，而是为孩子提供更好的教育。很多家长对于国外的情况了解较少，在没有充足准备的情况下，盲目送孩子出国留学，认为出国就能"镀金"。实际上，出国留学的孩子并非都能取得成功，甚至有些孩子还会因为独立性差、语言障碍等问题难以适应国外的生活，反而影响其发展。更有甚者，少数孩子沾染一些不良嗜好，毁掉了自己的人生。因此，打算出国留学的孩子和家长也需要尽早准备，在国内尽可能积累较好的语言基础、独立生活的能力，了解国外的文化，这样才能顺利地融入新的环境，应对激烈的竞争。

儿子"宅"在家里"啃老"

案例概览

　　来访者为一对五十岁左右的夫妻，他们二十岁的儿子去美国留学后未通过语言考试，现在又回到了国内。来访者的儿子在国内读书时就缺乏动力、不够勤奋，去美国后，依然不爱学习，沉迷于网络游戏；不仅如此，他对于自己的人生没有什么想法和规划，属于"啃老族"；他在生活上的自理能力较差，除了玩游戏，基本什么都不做，什么都不感兴趣，是典型的"宅男"，体型较胖、容易疲劳，心理上也比较脆弱，难以接受父母的管教与批评。为此，来访者对孩子的未来极其担忧。

咨询实录

张医生：你好，我是张医生，讲讲你的困扰吧。

来访者（妻子）：您好，我主要想咨询关于儿子学习的事情。我儿子上高中的时候遇到一些困难，后来就去美国学习，现在学不下去，要回来了，我现在很困惑，不知道该怎么帮帮这个孩子。

张医生：他现在在美国读的是什么样的学校？

来访者（妻子）：读的语言学校，现在语言没有考过，去之前语言学校和大学都是录取的。

张医生：现在是语言考试没有过关，还是大学没有过关？

来访者（妻子）：语言考试没有过关。

张医生：是什么原因呢？

来访者（妻子）：他就是不学习吧，在那边学不下去，总是玩网络游戏。

张医生：那比较麻烦，在美国有照顾他的大人吗？

来访者（妻子）：没有，我们家长也没去过几次，都是靠他自己，本身孩子的自理能力比较差。

张医生：这听起来比较麻烦，现在的问题是小孩本身没有动力和毅力学习，不是在技术上遇到了困难。如果是学校不好，老师不好，我们还可以通过改变这些项目来帮助他。你现在讲的是孩子本身没有意愿学习，对吧？

来访者（妻子）：嗯……对，应该还是他主观上的原因。

来访者（丈夫）：您好，我是孩子的父亲，我补充一下。这个孩子在国内的时候就没有养成好的生活习惯，不够勤奋，但是智商肯定没有问题，上初中的时候作文、数学都拿过很好的名次。在他心里也是想学习的，将来还想读研究生，但就是不用功，安不下心来，除了平时上课，业余时间基本不学习。这次语言考试，他也是怀有侥幸心理，结果没有考过，这对他打击比较大。刚回国的时候，他还说要回美国继续学习，参加六个月之后的补考，现在他又犹豫了，关键是他自己没有目标，没有什么压力，对什么都没有兴趣。这个孩子就是这样一个心态，并不是本身就拒绝学习。

张医生：好的，你补充得很好，那我有两个问题，第一，小孩今年多大？

来访者（丈夫）：刚满二十周岁。

张医生：还有多长时间就要回美国参加考试？

来访者（丈夫）：还有四个多月。

张医生：那你有没有跟小孩讨论过，无论是在中国，还是美国，二十岁以后再上大学已经很晚了，人生已经输在起跑线上了？

来访者（丈夫）：讲过，昨天晚上还讲过。我跟他讲，现在你把语言过了，再去读本科，已经比别人晚三年了。

张医生：对啊，晚三年不是问题，问题是你更得加班加点、努力追赶才行，落在后面的人如果比走在前面的人还要懒惰，那就没有办法追上了。因为父母拥有比较好的经济条件，给他准备了B计划，使他还有转机的可能。在美国上大学，没有严格的年龄限制，但是也不能过了三十岁再读，在未来的两到三年内上大学还是没有问题，否则的话就没有什么机会了。他有这种危机感吗？

来访者（丈夫）：也有一些危机感，就是行动不起来。我们平时跟他讲道理，他都能懂，但是知识面比较窄。

张医生：这跟知识面、讲道理没什么关系，关键是他的打算，是想读完高中就可以，还是也想将来成家立业？在美国，高中毕业就只能当兵，没有其他出路，即使是做个汽车修理工，也得技校毕业，相当于国内的中专。现在孩子二十岁，只有高中文凭，未来想做什么，跟他讨论过吗？

来访者（丈夫）：问他了，他不知道，很迷茫。

张医生：当父母不再工作、不再赚钱养他的时候，他怎么办呢？

来访者（丈夫）：对，我也跟他讲过，我以后不能管你了，我再管你就是害你。

张医生：对啊，他现在每天吃、住肯定都是靠父母，属于"啃老族"，对吧？

来访者（丈夫）：对。

张医生：那最后不能"啃老"的时候怎么办呢？

来访者（丈夫）：他也知道这是个问题，就是行动不起来。

张医生：现在首先要把这个问题讨论清楚，他未来想做什么，而不是回不回美国的问题。想当兵，现在当兵都得大学毕业；想做财会，也得有相应的技术和学历；想当工人，联想这样的企业也得大学毕业，都是有技术含量的工人……现在在北京这样的城市，大学的录取率有60%—70%，只有高中毕业，完全没有竞争力啊！这样的讨论可以激发孩子的危机感，现在能靠父母，将来父母老了，他打算靠什么生存？另外，你再和小孩讨论，去美国上大学，几年下来花费也有几十万呢，这些钱都是父母的血汗钱。因为美国的大学都是宽进严出，混进去容易，想毕业就难了。如果孩子是拿着这几十万换来了生存的技能，这是交换；如果钱打了水漂，什么也得不到，那你这个孩子不是双倍"啃老"嘛，不去美国还不用花这么多钱。类似这样的讨论，也许能够激发他一些内疚感。以上两方面都是道德层面的讨论，激发孩子的危机感、内疚感，即所谓的良知。如果这一步没有讨论清楚，就不能抓紧往下走，家长自己讨论不清楚，也可以请咨询师和孩子一起讨论。这样的讨论，目的就是调动孩子内在的动力，退一步讲，即便不为了父母，为了自己将来能够生存、能够找一个女朋友，也得努力学习啊！现在的社会，有哪个优秀的女孩儿愿意嫁给一个只高中毕业的"啃老族"、"宅男"啊！

来访者（丈夫）：嗯。

张医生：第二，是技术层面的问题。如果你还想把他送到美国，那这六个月就得加班加点，再去寻找一些资源，比如外语家教等。但是在这个过程中，你得注意观察，他是否能够进入学习状态，否则的话，他就等于是"运输大队长"，把你的钱运到美国来，还什么都没得到。如果在你的眼皮底下，他都不能养成学习的习惯，那到了美国没人看管的情况下，你怎么能指望他好好学习呢？

来访者（丈夫）：嗯。

张医生：这些都做好了，第三步才是讨论要不要回美国，美国能带给他什么。美国的大学不太限制年龄，如果将来能拿一个美国的学位，还能说一口流利的英语，那还能在这个社会上生存。现在他已经成年，可以听得懂上面讲的这些事情，如果没有危机感、没有道德感，还不懂得为自己的将来考虑，只是这样混下去，那将来就非常麻烦了。即使是在美国，三十岁以后才大学毕业也很麻烦，所以他现在还有一段时间，去努力在三十岁之前大学毕业。你觉得这样跟小孩讨论，会有效果吗？

来访者（丈夫）：刚才您讲的这些，至少一半的内容，我们跟他讲过，他也曾经表示有愧于父母，下定决心好好学习，但是他就是行动不起来，一学习就坐不住。总是跟他讨论这些事情，他也真不是完全不考虑父母的那种孩子，也想学好，但就是管不住自己，包括去不去美国的事也想不清楚。

张医生：目前去不去美国是第二位的，关键是他将来想做什么。

来访者（丈夫）：对，我们在这方面也跟他讲了很多，就是希望他将来能得到幸福的生活，能够自立，从来也没有对他有不切实际的要求和期望。

张医生：这挺好。

来访者（丈夫）：包括我还跟他讲过，将来我们的积蓄也不能都给你，我们也希望自己的晚年生活能过得比较好，这些我都跟他说得很清楚。我还说过，在经济上，我只能提供你在年龄较小的时候的一些基本开销，包括日常生活和学费，其他的都要靠你自己。他这些也都知道，但就是行动不起来。

张医生：现在的问题是他已经耗费了时间，现在二十岁还是行动不起来，二十五岁再行动起来就麻烦了。他想学点什么、做点什么，这必须得讨论清楚，而且要用行动证明给你们看，比如说你跟他讨论，现在你还有一个月的时间考虑想做什么，然后让我们看到你真的开始学习，这样我们才会考虑把你送回美国，否则就没有必要了。

来访者（丈夫）：对。

张医生：我觉得他是不是有件事搞糊涂了，人做有些事是为了生存，比如上大学就是为了生存，玩游戏是为了快乐，你不能把玩游戏当做职业啊！人在二十岁的时候学习什么东西都比较快，年龄再大些想学习也难了；他还不像女孩子，还能通过嫁人改变自己的生活，男孩没有这个途径啊；"男怕入错行、女怕嫁错郎"，他还不像有些人专业选错了，还可以再转行，他是连入行都没有，那女孩子怎么能嫁给他呢？这些问题都要很具体地和他讨论。现在抓紧时间还来得及，第一，他还比较年轻，第二，父母还有一定的资源，第三，智力上没有问题，这些都是优势。这些优势现在不用，二十五岁以上就没有了。

来访者（丈夫）：嗯。

张医生：现在听起来小孩对你们的话听不进去，那我不知道是什么原因，有可能是你们在他面前失去信用了，你知道有的大学教授的孩子也不愿意听自己父母的话，而他愿意听一听比较中立的声音，找个咨询师跟小孩谈一谈。

来访者（丈夫）：之前的咨询师，还有他的姑姑跟他谈的时候，他都讲得比较多。我们跟他谈呢，看心情，这里面也有我们的原因，总是批评，他对我们有逆反心理。现在我们就是让咨询师和他的姑姑定期跟他谈，也跟他聊聊一些规划。

张医生：对，这样做比较好，跟他探讨一下他到底想做什么，二十

岁在哪个国家都已经是成年人了，不能总是像在象牙塔里
那样思考问题，抓紧时间在未来六个月，看看他有没有变
化。如果你们跟孩子沟通效果不好，那就可以考虑继续找
咨询师去跟他谈。

来访者（丈夫）：嗯。

张医生：另外，处于跟你们类似状况的家长，还可以通过一些方法
去培养孩子的现实感。第一，关于经济方面。比如，给孩
子列列账单，每周的吃、喝、住、行，花费都是多少，让
孩子给自己算算账，想想将来怎么养活自己。第二，培养
生活上的自理能力。现在已经是二十岁的大小伙子，在家
里帮助做做家务，打打下手，自己洗洗衣服。第三，继续
接受咨询，个体的职业咨询，还可以参与团体小组，看看
别人都怎么去做，比他做得好的、坏的都去看看。处于类
似情况的家长，还可以找一些资源带孩子去参与监狱里少
年犯的座谈，有很多孩子不读书，没有养活自己的能力，
就走上犯罪的道路了，这些都可以起到警示的作用。另
外，在美国，很多家长会让孩子参与艰苦夏令营，培养孩
子的毅力，同时让孩子看到社会不同阶层人们真实的生活
状况。

来访者（丈夫）：我觉得您刚才讲得非常好，我们也想让他一边学
习，一边去体验生活。他现在就是行动不起来，不活动，
非常懒惰，体型也很胖，还很容易疲劳。至于做家务，他
也是偶尔做一做，根本坚持不下来。

张医生：家长可以带着孩子做，参与劳动、体育锻炼。家长得想些
办法让孩子参与这些事情，比如，可以跟他讲，"爸爸现
在身体不好，你得陪爸爸锻炼锻炼"，调动他的积极性，
而不是一味顺着他的意思，不能养孩子像对待"小祖宗"

一样。

来访者（丈夫）：对，就是这样的，他平时除了吃饭，根本不动，这跟我们的娇惯也有关系。

张医生：太有关系了，冰冻三尺非一日之寒。我听你们之前的咨询师讲，你们自己在工作上都很有成就，现在看来，你们对待孩子的要求远远比不上你们对待自己的要求，对待孩子非常容易妥协，这样孩子慢慢就变得比较脆弱，家长就更不敢说什么，形成了恶性循环。孩子的问题首先是家长的问题、学校的问题、社会的问题，最后才是孩子自己的问题。现在孩子已经是这样了，就不用去追究是谁的问题，最重要的是一起行动起来。家长可以轮流陪孩子去锻炼、去参与劳动，培养他的自理能力。

来访者（丈夫）：这里面也有我的问题，要不就是心软，要不就是跟他吵起来。

张医生：不要吵，要带着他一起做事。

来访者（丈夫）：现在就是觉得这么做特别难，得想想办法。

张医生：现在孩子还不光是对自己的人生没有规划，是身体上和心理上面临双重危机，二十岁的孩子如果还没有家长体力好，那不是问题吗？那就快要生病了，得想尽办法行动，这个情况再不改变，孩子就要废了。我同意你讲的，你们并没有对孩子有过高的要求，就是要做个健康的、能自食其力的人，这个要求比起你们对自己的要求，已经是太低了，如果这都做不到，孩子就真的是毁了。

来访者（丈夫）：是这样的，我们现在很着急，从他回国之后，我就没睡过好觉，恨不得揍他。

张医生：家长对孩子不能使用暴力，而应该带他去锻炼，让他走出家门，不再做"宅男"。如果之前的方法不奏效，就要多去尝试一些新的方法，而不是一味地说教、批评，这样起不到作用。

来访者（丈夫）：好的，我们按照您说的方法去尝试，非常感谢！

来访者（妻子）：谢谢您！

张医生：不客气，再见！

张 医生点评

家长需及早培养孩子自理、自立的能力

孩子的自理、自立能力是将来择业、择偶和一切生活的基础。很多家长在孩子教育中把孩子当成"小祖宗"、过于溺爱，这样的做法不仅难以树立家长的权威，更不利于孩子的身心健康发展，还可能毁掉孩子的一生；对于想要送孩子接受国外教育的家庭，更要及早培养孩子的独立精神和毅力，否则很可能劳民伤财，一无所获。

家长教育孩子要"恩威并施"，教育与行动相结合

很多家长在教育孩子方面一味讲究民主和公平，对孩子过于顺从，反而丧失了做家长的权威，不利于在孩子的成长中发挥引导作用；另外，很多家长的教育方式过于单一，一味说教，甚至是批评，很容易引起孩子的反感。家长的教育还必须结合行动，带领孩子参与夏令营、参观工厂等都可以给孩子一种直观、形象的引导。例如，本案例中，家长可通过寻找健身教练、家教、心理咨询师等资源，帮助孩子在身体、心理、学习上有所改变。

培养学习习惯要在小学、最晚要在初中阶段开始

一个习惯的养成并非一朝一夕，良好的学习习惯的培养最好是

在孩子上小学的阶段，最晚也不要晚于初中阶段。

　　在培养孩子的学习习惯时，不能一味灌输、打压，关键是要调动孩子内在的学习动力。例如，本案例中的家长可从以下几方面尝试：来访者可与孩子沟通大学录取率、各行业对学历和技术的要求、孩子未来的生存等问题，激发孩子的危机感；来访者可与孩子沟通上学的花费、平时的开销、父母的辛苦等激发孩子的内疚感，即所谓良知；来访者可尝试通过让孩子列出自己开销的账单，参与家务劳动，参与艰苦的夏令营，到工厂、受灾地区、监狱等地参观或是做义工等方法，培养孩子的现实感，了解社会各阶层的真实生活状态，逐步培养和锻炼孩子的自理能力。

即将高考的儿子陷入早恋

案 **例概览**

　　来访者为一位中年女性，儿子今年要参加高考，却陷入早恋状态，学习成绩下降。来访者为此与儿子反复沟通，还给孩子请了家教，孩子在家长面前的态度也很积极，但是成绩却没有提升，与女孩的交往和联系频率也未减少。眼看还有三个月就要高考，来访者心急如焚，不知道该怎么帮助自己的孩子。

咨 **询实录**

张医生：你好，我是张医生，讲讲你的困扰吧。

来访者：您好！我今天是想咨询一些关于我儿子的问题。我的儿子今年参加高考，但是因为他和班里的一个女孩交往密切，总是发短信联系，影响了他的学习成绩和状态。有时候晚上我以为他是在学习，过去一看，他又在发短信。最近，我和他的老师也交流过，老师反映他最近上课不是很能集中精神，学习成绩也下降了。那个女孩要出国了，不在学校学习，但是因为手续上的事，偶尔也会来学校，两个人还会见面。我觉得这些说起来是很正常，但我就是不想他在高考前还与那个女孩联系，影响他的学习。我为了不耽误他学习，就把他手机没收了，但是后来发现他去学校借同学的手机，还是和那女孩有联系。他一跟女孩联系，就会有情绪的波动，影响学习。我们家长付出了很多，也给他请了不少家教，孩子也付出了很多，但是现在的问题是，仍然没有什么效果。他在我们家长面前的状态表现得是挺听话的，但是从学校老师的反馈来看，还不是很好。我现在很苦恼，我给他找了老师，付出了时间，但是现在他的学习并没有什么提高。孩子自己肯定也想调整，只是现在状态转变不过来。虽然他什么都不跟我们说，但是一直也在默默地调整。我们很苦恼，有时候说气话要放弃，但是肯定不会放弃。

张医生：你讲得非常详细，我基本上明白你的意思了。从心理学角度讲，早恋不是问题，也不是不正常的，晚恋才会有问题，不会谈恋爱、不想谈恋爱的人才不正常，很高兴看到你的孩子是很正常的。这里面的问题主要是他谈恋爱的时间不太对，我没听错的话，你的孩子今年要参加高考，对吗？

来访者：对啊，还有不到三个月的时间了。

张医生：嗯，谈恋爱不是问题，但是孩子谈恋爱的时机、频率很重要，这个时候如果把主要精力都放在谈恋爱上就会有问题，需要立刻解决；否则，就可能错过今年的考试机会了。一般孩子在青春期的时候，无论父母、老师说些什么，他都很难能抵抗住体内的激素，就是我们经常说的"荷尔蒙"的作用。很多家长遇到你这样的情况时并不直接站在孩子的对立面，因为对立可能会让孩子由"地上"转为"地下"。他们会采取另一种策略，先对孩子的行为给予肯定："现在的孩子成熟的比较早，妈妈像你这么大的时候还不太知道男女之间的事呢，你们现在赶上这个信息发达又开放的好时代，想不知道都难，我能理解。可是现在有这样一个问题，你心仪的女孩儿很快就要去国外了，你想不想与她长期在一起？甚至以后也要出国找她？你现在几天见不到都难受，以后如果几年都见不到，或者不能在一起，你会是什么样呢？"孩子很可能会说他真的很喜欢这个女孩，她不在的时候满脑子都是关于这个女孩的事情，根本无法专心学习。这时你可以询问他，无论女孩是靠家庭条件还是靠自己的能力考出去，如果你不好好学习，不能考上大学，她以后会选择你吗？

来访者：这话都和他说过。

张医生：我的意思不是让你和他讲这些话，是让你和他一起分析，接下来怎么做才能追到那个女孩，能够以后永远和心仪的女孩在一起。有时你直接和他讲不要那样做，他就会阻抗，因为你一直在教育他、管束他，我的意思是你去适当放开对他的约束，效果很可能会有变化；可以让他思考或者直接去询问那个女孩一个问题，一个在国外读过大学的女孩，会不会选择一个在国内只有高中毕业的人呢？大人切忌直接告他答案。我们的目的是调动他内在的动力，是他自己愿意做的事情，动力就会很强；别人告诉他去做或者让他去做的事情，就会缺乏动力。你越是不允许他打电话、上网，他就越总是想着这事。因为他内在的激素在起作用，外在的东西是起不了作用的。家长不去反对小孩，转而跟他探讨女孩还有几个月就要出国了，你准备怎么做？一般的孩子都会去思考，我想要长期跟这个女孩子在一起，要怎么做，其中第一步非常重要的就是怎么应对高考，这就是我要说的第一点。

来访者：嗯。

张医生：第二点，关于小孩不能集中注意力学习的事情。你在给孩子请家教的时候，有没有注意观察，孩子跟哪一类型的老师学习效果比较好？我指的不是其中哪位老师的成功率比较高，而是指的哪种性格、方式的老师对你的孩子比较有效，你有没有观察过？还是请过的家教效果都不好？

来访者：是有效果的，有的老师是非常好的，个别的效果不太好。我认为这也是孩子的问题，他没有把他的问题跟老师讲，所以老师只是按照自己的方法教学，效果不好。

张医生：那这是方法的问题，不懂的问题，肯定得问，才能有效果。看起来，个别家教辅导还是有效果的，那还得继续进行。第三点，在这个年龄还可以考虑参与学习小组，因为一个人学习比较容易疲劳、倦怠。如果参与到学习小组里，成员之间相互监督、互相促进，有一些同性、异性的伙伴，也能调节一些沉闷的学习气氛，刺激彼此的学习兴趣，会起到比一个人学习更好的效果。当然，这种学习小组的形式不需要天天进行，可以和学校学习、家教辅导结合进行。学习小组的成员里，可能有比你的孩子学习好的，也有学习不如他的，这样既有榜样的作用，促进学习，又不至于打击自信心。这样的学习小组特别适合青春期的孩子和年轻人。你记不记得我们有句话叫做"男女搭配，干活不累"，说的就是这种有异性参与的团队合作，能够起到刺激激素，从而激发干劲的作用。另外，你的儿子现在还不一定想的是成年男女之间的事情，很可能是喜欢和同龄的女孩子在一起，这样的学习小组等于起到了同样的作用，那么还有可能会相对分散他对于那个女孩的注意力。这个问题你想过吗？

来访者：没有想过，但是我想按照你说的去试试。

张医生：对，人有的时候特别需要来自异性的刺激，喜欢听到异性的声音、见到异性等。比如小孩子在成长的不同阶段，会表现出对父母双方不同的需要，有的阶段和妈妈特别亲，有的阶段又愿意和爸爸亲近，就是这个原因。这跟人体内的正常生理发育有关，不是"情结"或是病态的，而是完全正常的反应。男男女女在一起，可以提高工作、学习的效率，这是早已经被证明的。

来访者：明白了。

张医生：第四点，如果你跟他沟通以后，发现他上课还是没什么精神，只对那女孩朝思暮想，还在起劲谈恋爱，那也不是不能谈，关键是在这个阶段怎么谈。一定不是天天腻在一起。父母这时候如果管死了，完全不让两人碰面，这也会有问题，还可能适得其反。可以这样跟他说："妈妈同意你和喜欢的女孩上上网、打打电话，但是每周联系的时间是有限制的。比如每周拿出一小时的时间去做这些事，但是其他的时间你要抓紧复习。妈妈觉得你想谈恋爱这件事情是正常的要求，但是爸爸妈妈想让你考上大学也是正常要求，所以你现在还是需要好好复习，考上大学。上大学是一个最能保证你未来成功的基础，是人的基本的教育。"对待孩子谈恋爱的这件事，基本的原则是，可以放开，但不能"放纵"。这里面有一个度，不能是"一刀切"，至于怎么一个尺度是合适的，你得去尝试。但是你可以把让他谈恋爱作为一种奖励，比如，这星期上课也很认真，家教反应不错，学习小组也积极参与，那就允许他谈一小时恋爱。很可能，谈了之后，两人情绪都很好，女孩还鼓励他好好学习，谈谈将来在一起什么的，那也能起到促进的作用。这不是说母亲的激励不如女朋友的激励管用，那要看是什么阶段。

来访者：嗯。

张医生：最后一点，不知道您有没有想过从生物的角度去干预。我们遇到过很多类似的情况，是跟孩子的生物因素有关，就是雄激素、雌激素水准比较高，比如很多孩子会出现遗精、早恋的情况。对于这些生物的变化，强制压抑是很困难的。在时间比较充裕的情况下，可以想办法让孩子从事他喜欢的体育运动，因为人在运动的过程中，激素会产生一些变化。这个方法需要注意两点，一是，必须是孩子自己喜爱的运动。另外，就是你不能跟他讲，你去运动运动就不想女朋友了，窗户纸捅破了，他反而不会去做。体育运动本身可以起到缓解焦虑的作用，另外可以调节体内的激素，运动完再学习，就想休息了。所以别忘了，给孩子提供比较丰富的文体活动，可以调节激素，还能强身健体。那么我上面说的这些方案，通过家教辅导、参与兴趣小组、生物干预这几个不同的角度去帮助他。另外，管教上适当放开一些，激发他学习的动力。这些方案，我讲清楚了吗？

来访者：清楚了，谢谢您，我觉得你讲得特别好，回去我肯定要去试一试。我过去可能是强压的比较多，所以孩子有什么想法都不愿意跟我讲，交流也不是很多，基本上就是教育。我觉得也是我自己的问题，孩子不愿意跟我说那么多。我觉得您说的这些方法，一定会有效的，我这个儿子篮球打得特别好，但是之前，我们就想让他学习，不让他打篮球。

张医生：呵呵，是啊，不打篮球，谈恋爱了。谈恋爱会分神，但是运动以后，一般第二天精神会更好，更容易集中注意力，何乐而不为呢？咱们有句古话叫"强扭的瓜不甜"，你越不想他去做，他反而更想去做。有的时候情况可能是，交往的女孩，家庭、自身条件都还不错，有的父母还可能会这么去说："儿子，我看见那姑娘了，没想到你还挺有眼光的，这样的姑娘你要是给放走了，可真是太可惜了。关键是咱们怎么能留住条件这么好的女孩呢？"很可能，孩子会惊讶父母会这么讲，也会愿意坐下来跟你聊。那你们就可以商量一下："那女孩都要出国了，你打算怎么做呢？如果你也想将来出国，跟她在一起，那你打算用什么样的方法呢？"这样做，就会从教育变成引导。我不是说你一定要这么说，只是设想一下，怎么做才能达到目的，既能让孩子爱学习，又能身体好，健康成长。如果只是跟人家谈两个月恋爱就结束了，那就真的是早恋，但是如果两个人互相促进，将来谈及婚嫁了，那不是很正常的事嘛。恋爱是不是"早"，也要看是和什么时候比。在旧社会，他这个年龄很可能都有孩子了。现在的小孩营养这么好，这个年龄有对异性的渴望，那我得恭喜你，你的孩子发育太正常了。恋爱的事情，还不同于偷东西、打架，并不是不正常的、错误的。孩子只不过是在策略上没有调整好，事情的轻重缓急没有搞清楚。早恋不是大问题，关键是怎么谈，晚恋、不想恋爱这大概都是有大问题的。

来访者：对，是的。其实有一次，我去儿子的学校时看到过那个女孩。我当时就把儿子拉到一边，跟他交流，我其实不是反对你谈恋爱，高考之后，你们愿意谈都没问题，就是现在这个时间不行。包括很多关于发短信的事情，也引导过他，跟他商量每天晚饭后的半小时跟女孩联系，剩下的时间学习。不然的话，我就要把你的手机没收，他就直接说，那你没收吧。但是他爸爸说，没收了也没有用，到了学校跟同学借手机还是会联系。

张医生：对，人都是活的。我们刚才也沟通过，他现在的问题不是谈恋爱，而是因为谈恋爱影响备战高考，这种谈恋爱的谈法有问题。很多时候年轻人会觉得在一起多发短信、多打电话就是感情好，而不会体会类似"两情若是久长时，又岂在朝朝暮暮"这样诗句的含义。像他这样的谈法，很可能感情不会加深，反而还耽误了高考。我觉得你在这件事情上的原则都是对的，不是反对他恋爱，但前提是不耽误高考。很多孩子在家长的引导下，也能够想明白，家长这么做，最终获益的是他自己。家长现在就是需要把策略讲明白，同时身体力行地帮助他安排一些他想不到的事情，看看一个月后会不会有效果。

来访者：嗯，我想您说的这些方法，在我孩子身上是会有效果的。我的小孩也跟我说过，他并不是很喜欢那个女孩，只是不太懂得拒绝，人家一发短信，他就不好意思不回。

张医生：那这样更是好办了，深陷其中是一回事，如果仅仅是面子，那就更好办了。这些事就可以在学习小组里解决了，同龄的异性很多，注意力更容易转移。如果你试了上面的方法，一个月到两个月之后，效果跟咱们今天讨论的预期不太一样，也欢迎你再回来找咨询师，好吗？

来访者：好的，谢谢您。

张医生：不客气，再见！

张 医生点评

（青春期的男女对异性产生兴趣是正常的现象）

青春期的男女，因为生理、心理的发展需要，开始对异性产生兴趣是正常的现象。面对孩子早恋的现象，家长、学校如果采取一味压制、反对的态度很可能影响孩子的正常成长，适得其反。例如，严禁孩子和异性交往，学校里男女分开座位，甚至分班等。这样的做法等于抑制了青春期男女的正常需求，反而有可能增加异性在其心目中的神秘感；压制过头了，孩子不再对异性有正常的兴趣，将来不愿恋爱、不恋爱是更麻烦的事情。相反，青春期男女有机会更多地参与文体活动、和异性保持正常交往，不仅可以使青春期孩子的性激素得到正常的发挥、释放，合理安排自己的学习和交友的时间、精力，同时有利于培育健康、正常的恋爱观。

家长并非孩子的所有者，而是孩子的"经理人"

很多家长以高高在上的姿态教育孩子，容易引起孩子的反感、反抗。家长并非孩子的所有者，不能总认为自己是对的，孩子是错的。遇到问题，需要以探讨的口吻，激发和鼓励孩子调动自己的力量解决问题，避免"大包大揽"或是"强制执行"。智慧的家长，可以做孩子的"经理人"，用"过来人"的经验、智慧引导孩子在其人生道路上取得更大的成功。

孩子需正确理解父母的用心，感恩父母的付出

孩子在学业、工作、择偶等问题上难免与家长产生分歧，但是需要牢记的是，家长和自己并没有根本的利益冲突。比如父母反对孩子早恋，是担心早恋带来的后果，并不是反对早恋本身。所以孩子可以不同意家长的观点，但是不能不尊重家长，不理解家长。与其花时间反抗家长，不如思考家长的经验里是否有可取之处，站在家长的"肩膀"上，力争青出于蓝而胜于蓝。

高考临近，我依然保持初中时的学习状态

案例概览

本案例中的来访者是一位读高二的女孩和她父亲，孩子还有一年就要参加高考，但是从高二开始学习成绩下滑严重，出现有些科目不及格的现象。在父亲眼中，孩子一直以来学习成绩很好，读的是重点高中，因此对女儿的期望较高，希望她能考进一所好的大学。但是孩子学习劲头却不足，经常玩手机、上网，认为考个好大学不如选个好专业。父母多次试图和孩子沟通，希望她能在学习上多花点心思，但毫无效果。距离高考还有不到一年的时间，父母越来越着急，不知道该拿孩子怎么办。

咨询实录

张医生：您好！我是张医生，请讲讲你的困扰吧。

来访者父亲：张医生您好！我主要想咨询一下我女儿学习的问题。她以前学习成绩很好，读的重点高中，高一时成绩也是可以的，高二开始成绩有所下滑，考试时有好几门学科成绩都不及格。现在离高考只有一年时间了，我们和她沟通过好多次，发现她学习劲头不太足，不太有上进心，她觉得在我们这里上个大学是很容易的事情，不一定非要考上多好的学校。可我们还是希望她能上个好学校，在这方面我们之间的沟通不太顺畅，也说服不了她。她在学校时很多

作业完不成，回到家写作业也不及时，有几次老师还因为她作业完成的情况不理想请过家长。我们希望您能帮帮她，在这最后的一年里能在学习方面多用点心。她挺聪明的，就是不怎么刻苦，不愿在学习上花太多时间。

张医生：她在高二之前学习成绩都很好，高二开始成绩出现变化，在你看来是什么原因呢？

来访者父亲：具体什么原因我们不太知道，初升高的时候她很自然地就考入重点高中了，高一时成绩还可以，高二这一年开始下滑得比较厉害。我听老师反映，可能是因为她不怎么认真听课，作业也不认真完成，导致成绩下滑。关于其他方面的原因，我们也试图和她聊过，但她可能不愿意把真实的原因告诉我们，所以希望您和她沟通的时候能了解一下。

张医生：好的，我试着和她沟通一下，你还有其他什么问题要补充吗？

来访者父亲：没有了，其他方面都比较正常，就是学习方面不用心，如果让她玩电脑、手机、上网，积极性特别高，发短信花的时间也特别多。最近几天她妈妈把手机给没收了，因为她在学校上课时也偷着玩手机，到底在用手机干嘛，我们也不太知道，大概就是这些情况。

张医生：你讲得很清楚，非常好。那我现在和她沟通一下吧。

来访者：张医生，您好！

张医生：你好！刚才你爸爸和我讲了关于你学习的情况，你听到了吗？

来访者：大概都听到了。

张医生：你爸爸说你原来是个学习非常好的孩子，也听家长的话，最近突然出现了学习成绩下滑，甚至有很多学科考试不及

　　格的情况，你父母觉得可能是因为你平时上网时间比较多，玩手机比较多。我想听听你的解释，为什么会出现这些变化呢？

来访者：其实原来我的成绩也不是特别好，可能是因为初中时学的东西比较简单，我没有特别努力地学过，中考时也没当回事儿，结果考上的学校还挺好。上高中之后我还是初中时那样，也不是不好好学，是我在学习上面就没下过特别大的工夫，结果高中就肯定和初中不一样了，听课和写作业方面也不是特别好，反映出来成绩掉得特别厉害，我觉得就是这样。

张医生：也就是说其实你一直都是这样的，你父亲误解为你原来学习特别好，实际上你一直都不是特别努力和用心，但因为你比较聪明，或者说大家都没有使劲学，又或者是学校没有现在这么好，突然其他人开始努力学习了，就把你甩到后面了。并不是你跑慢了，而是别人跑快了，是这个意思吗？

来访者：对，我觉得是这样的。

张医生：父母觉得你上网和玩手机比较多，是这样吗？

来访者：上网没有特别多，只有周末的时候我爸妈让我玩一会儿，最多一到两个晚上。玩手机相对比较多一点，我带到学校的话中午就会玩得比较多。

张医生：在手机上玩什么呢？

来访者：玩游戏，上网什么的。

张医生：你和医生讲话要尽量诚实，如果不能讲的可以不讲，能讲的我希望尽量诚实。上网有没有网恋或者谈男朋友？

来访者：没有，我一般都是看小说。

张医生：一般都看哪类小说？

来访者：动漫的那种，您知道吗？

张医生：动漫我知道，不看谈情说爱的小说，对吗？

来访者：不看。

张医生：你现在不及格的那几科有文理的区别吗？还是随机的？

来访者：我们现在高二文科的课也不多了，我是学理的，所以基本都是理科不及格。

张医生：理科你是不用功，还是对你来说学起来确实比较困难？

来访者：好像都有。

张医生：理科也就是数理化，你是数理化经常不及格吗？

来访者：也没有经常，就有那么一次吧，数学、物理和生物。

张医生：你有没有想过明年高考的时候想考什么样的大学？

来访者：没特别仔细想过，有个大概吧。

张医生：那你讲讲大概吧，假如现在就要报名了，十分钟之内就要决定，让你随便选随便报，你会选哪一类的学校呢？理工、农、医、林等都不一样的。

来访者：大概会考虑理工类或者师范类。

张医生：理工类会选什么呢？

来访者：我觉得应该会考虑化学吧。

张医生：师范院校你想学什么呢？

来访者：也是化学吧。

张医生：为什么对化学感兴趣？

来访者：就是喜欢吧，从初中开始就比较喜欢化学。

张医生：喜欢化学什么呢？是因为化学成绩比较高还是什么原因？

来访者：也没觉得喜欢它什么，因为初中开始就化学学得比较好，然后就越来越喜欢，越喜欢学得就越好。

张医生：所以你并不知道学了化学要做什么，就是因为化学成绩好而想学化学，对吗？

来访者：差不多，我对实验比较感兴趣。

张医生：好，你爸爸说你还有个想法，认为上个好学校和坏学校差不多，只要在你们那里能考上一所学校就行，你是这样想的吗？

来访者：不是的。我原来和他说过学校不是特别重要，专业非常重要。

张医生：为什么学校不重要呢？

来访者：我觉得不是特别的重要，好学校和坏学校肯定还是有差距的，但我觉得选个好专业对以后的发展更重要。

张医生：我觉得你讲的有一定的道理。现在离高考还有一年的时间，如果让你在这一年里加把劲突击一下，你觉得在哪方面再努力一下能让你有所改进？

来访者：就是学习上吧。

张医生：你们高考还考别的吗？

来访者：不考。

张医生：只考学习吧。

来访者：对。

张医生：那也就是说只有在学习上才能体现出你考得好坏，对吗？咱们读小说读好了但人家高考不考这个啊。

来访者：嗯。

张医生：我是二十几年前参加的高考了，不太了解现在高考时会给玩手机玩得好、小说读得快的孩子加分吗？

来访者：不加。

张医生：既然这些都不考，你就得做和考试内容相关的努力啊。你刚才说的物理、化学、数学、生物都是高考的内容，学不好这些高考肯定不行啊。你提到专业很重要是正确的，因为专业涉及你一辈子要做什么，当然得是你喜欢的。但高考要考进一所好学校是怎么回事，不知你父母之前有没有和你讨论过？

来访者：没讨论过。

张医生：中国是个重视高校的国家，你所在的城市考北大、清华比其他城市要容易很多，但你的大学毕业证书上不会标明你是哪座城市、哪所学校考来的，大家都是一样的。你有没有发现好大学的优点是校友里成功人士比较多，比如咱们国家的领导人里面清华大学毕业的比较多。如果你出自名校，未来你的社会关系网就比较广泛。假如你毕业后做得一般，但你周围的同学或校友做得非常好，当你开校友会的时候，建立社交网络的时候，或者谈情说爱的时候，你身边杰出的人群就比较多，很自然地就为你铺垫很好的社交网络。所以，好学校主要是更容易为你建立好的社交网络。当然并不是名校出来的个个都是人才，其他学校出来的都成不了才，而是名校出来的名人相对比较多，身边接触的成功人士比较多，你成功的概率也会提高，对吗？

来访者：对的。

张医生：因此能考好的学校尽量要考好学校，考不上是另一回事，千万不能认为好学校和普通学校都差不多，是相差很多。

来访者：是的。

张医生：你觉得专业很重要是正确的，如果你学的是考古专业，哪所学校毕业的意义都不大，除非你本人特别喜欢。我并不是说考古专业的人都没有前途，而是中国乃至世界都不需要那么多的考古人才，加入的人越多越不容易就业。好的专业往往在市场上的就业机会比较多，市场的需求比较大，能让你特别容易找到工作，能拿到高薪，这是很重要的标志。最后才是你刚才讲的得让自己喜欢，给你最好的学校、最好的专业，可你就是不喜欢，那不也没办法做吗？所以好的学校、好的专业、自己喜欢这三点得结合起来，而你刚才讲给我的内容并没有把这三点结合起来，只讲了你的爱好，前面两点好像有些问题。至于你这个专业的成绩高或者不高，是最次要的。有时一科成绩非常好，很可能与老师会教有关，也许你遇上非常好的化学老师，把你教明白了，而你还没有遇见好的数学老师，所以你学得比较糊涂，对吗？

来访者：是的。

张医生：你提到化学成绩好的原因是你愿意学，怎么想办法把不愿意学的学科也学好，学习不就好了吗？

来访者：对。

张医生：所以数学和物理也得想办法变为愿意学，除非高考只考一门化学。但高考看的是总分，对吗？即便你考化学系，也不只看你的化学成绩，对吗？

来访者：对的。

张医生：总分上不去，就意味着你敲不开大学的校门，化学成绩再好也进不去，是吗？

来访者：是的。

张医生：与化学相关的职业有很多，化工、制药或者化学老师等等都可以，说明这个专业的前途还可以，比考古专业就业容易得多。现在你的问题不在化学上，而在于怎么把其他学科也能学好。现在咱们讨论一下，即便你要考化学专业，按照现在的学习情况，明年你有多大的把握能考进北京的某所大学的化学系？

来访者：努努力，北师大应该可以吧。

张医生：这还算是好的学校，说明你的学习成绩还可以，但还需要你的努力，像现在这样不努力还不及格肯定不行，是吗？

来访者：对对，现在这样肯定不行。

张医生：从现在算起来离明年高考还有多久？

来访者：十一个月。

张医生：在这十一个月里，能使你改善学习的最有效的办法肯定就是少上网，少玩手机等，集中精力攻克高考，等高考结束之后好像有三个月的时间你可以集中玩手机，那时候让你爸爸买最喜欢的手机给你。考前肯定要玩得越少越好了，一共就剩十一个月了，你多玩一天，学习的时间就少一天。你觉得做什么能让你更有把握地进入北师大这类学校？

来访者：我还真没特别仔细地想过这个问题，只想过再刻苦点、努力点。

张医生：现在只剩下十一个月了，你只想着再努力一点，听起来太不具体了。一旦不具体，不易测量，你的目标就不容易实现。你看国家运动员是怎么准备奥运会的？四年下来，什么阶段锻炼什么，每年锻炼什么，最后几个月要怎么做等都有非常详尽的计划，甚至最后在饮食上都有要求。这样有计划的准备才有可能得到冠军，你这高考还有十一个月也是一样的道理，高考的科目和选题是固定的，你们学校历年来能考进北师大这类学校的学生平时大概什么成绩也是固定的，如果我们备考的时候不具体就难以实现目标，这个问题你想过吗？

来访者：没怎么想过。

张医生：周末请个家教来提升你的数学、物理这些不及格的科目，你觉得会对你有帮助吗？你会排斥吗？

来访者：不排斥，我表姐去年参加的高考，她就是在高三的时候找了个家教，成绩提高得还挺快的，我也可以接受。

张医生：那非常好。你们那里有没有专门培训高考技巧或者考试重点内容复习的班级？

来访者：肯定有，但是不太好报名，因为那种地方的老师肯定也有好的和不好的，好老师大家都抢，得排号，所以不太好报名。

张医生：你现在还剩十一个月，如果靠你父母找些社会资源有可能实现吗？

来访者：应该可以吧。

张医生：一会儿我和你爸爸谈一下，如果他帮你去做这件事，你会积极努力地学吗？

来访者：会，我肯定配合。

张医生：那就好。因为我书读得比较多，对你来说我是过来人了，参加过高考，也出过国，现在在芝加哥给你打电话。我现在有个最大的体会是对于有资源的家长，该用的时候得用，你知道什么时候家长的资源你就用不上了吗？

来访者：不知道。

张医生：如果你没有把握好这十一个月，明年没有考入类似于北师大这样的学校，你父母有资源也帮不上你什么了，那真是把家长急死都没用。因为咱们国家是个重视学历的社会，像北京、上海这样的大城市，一半以上都是大学毕业，做得比较好的基本都是硕士以上毕业，如果你连一个普通大学都上不了，最终就是叫天天不应叫地地不灵。如果你努力了，但没有考入最好的学校，进了一所普通学校，选了很好的专业，对于有资源的家长来说，等你毕业之后还可以调动他们的社会资源帮助你后来者居上。这都是有资源的家长带来的好处，但前提是你得把自己带到门里边才能利用这些资源，否则家长真是没办法帮你。所以你的父母心里就非常焦虑，感觉你好像要放弃了，和你沟通过几次也没有用，很无奈。

来访者：我明白。

张医生：今天和你的沟通感觉你非常聪明，喜欢动漫和化学说明你脑子很好使，还喜欢读小说，可以提高你的文学修养和气质，这些都是好孩子才有的爱好。但有两点不好的事情是需要这十一个月内改掉的，否则就真来不及了。第一，你的计划性不强，就剩下十一个月了，相当于跑百米已经过了出发点了，后面做什么还不太清楚呢。需要什么策略不清楚，周围的人都是什么情况也不太清楚，前五十米怎么跑，后五十米怎么跑，冲刺之前做什么好像都不是很清楚，这就是缺少计划性。这件事得马上加强，稍后我会和你爸爸沟通，怎么动用一下他的资源，找个什么人来帮你把这些事情计划好，得先制订科学的、可行的计划，然后才能坚定不移地执行。

来访者：好。

张医生：第二，你对于选什么学校和专业都不够具体，这个问题不需要天天考虑，无论什么专业你都得先把高考通过。进好学校和普通学校的区别在于社交网络的不同，成功人士比较多的社交网络未来在你的事业之路上能为你搭桥铺路的人就比较多。现在是你这个年龄的孩子没有办法体会得到的，大学一毕业你就能体会到了，毕业找工作的时候你可能会发现面试你的人是你们学校的上两届校友，面试时发现你是小师妹，马上就会对你有好感，这就是名校的重要性。关于你报什么专业，一定先与就业有关，之后再考虑自己的爱好和成绩好不好，别把三件事混在一起，因为

成绩好所以想学，学完之后总成绩不够，人家学校也不要
啊。

来访者：是的。

张医生：所以明年一定力争考上北师大这类学校，能考上北大清华
更好，考不上也不能自暴自弃。你是个能听得进去别人建
议的好孩子，愿意来接受咨询，能把自己的问题表达得很
清楚，态度还非常好，十几岁的年龄不成熟是正常的，但
现在就剩这十一个月了，不成熟也得变得成熟，哪怕考上
大学之后再回过头来做点幼稚的事情都可以，但考上之前
还得制订好学习计划，确定突击目标，找个家教，努力把
玩手机、看小说的事情暂时压十一个月，考完后集中去
玩。你觉得我们这样分析有道理吗？

来访者：有。

张医生：接下来我会和你爸爸再沟通一下，你还有什么问题想问我
吗？

来访者：暂时没有了，谢谢！

张医生：好的，那让你爸爸来接电话吧。

来访者父亲：您好！张医生！

张医生：你好！我刚才和你女儿沟通了一下，关于学校和专业的问
题你都听到了，我就不再重复了。关于她学习下滑的原
因，她说一直就没在学习方面下过工夫，以前是因为内容
简单，大家都不怎么努力，现在别人都努力了，她还是和
以前一样，所以把她甩到后面了。我问她有没有上网、用
手机谈恋爱，她说没有，上网为了看动漫，读小说。我觉
得这很好，喜欢动漫说明脑子好使，同时女孩子多读书、
看小说可以提高素养和气质，只是时间不对。现在知道她
不是学糊涂了，也不是谈恋爱了，这是好事。如果孩子说

一天二十四小时、一周七天都用来学习了，成绩还这样，估计是没希望了，咱不可能让她十一个月都这样啊，不把孩子毁了吗？而她是没用功，初中怎么样现在还怎么样，那就是应对高考的策略出问题了，别人都在越来越用功，她继续以不变应万变怎么能行呢？

来访者父亲：对的，主要我们作为家长也不太了解这些。

张医生：现在还有十一个月，这会儿开始突击效果是非常好的。听上去家长是有资源的，但家长的资源得让她先考进好的大学以后才有用，否则有再多的资源也用不上。现在这种情况我们有两种办法可以帮她快速提高成绩，一个是报补习班，她说补习班不好报名，另一个是私人家教，她说这个没问题的，也不排斥。不用每科都找家教，集中精力攻最弱的那几科，什么成绩不及格就补什么。周末的时间要么去补习班，要么就找家教，这是唯一的办法，迅速在两三个月之内把她的状态改变，很快就能看到效果。后面那几个月反而不用家教了，最后剩三个月再突击恐怕就来不及了。她不是有个表姐去年请家教的效果非常好吗？

来访者父亲：对。

张医生：那就说明这样做是有效的，同时说明她找的那个老师也是对的。为了避免遇上"假老师"，尽量找那些别人推荐的，或同事的孩子试过的老师，你考察后发现效果确实很好，就需要家长"放点血"了。孩子如果上不了好的大学或者上不了大学，咱未来要花的钱、遭的罪、心里的痛不知道要比这个多多少倍，所以现在不管花多少钱，哪怕比现在多十倍，只要能对她考上好大学有帮助都值。

来访者父亲：好的，我明白。

张医生：另外，我发现她对于高考完全没有组织性和计划性，没有计划怎么实现目标呢？那些奥运冠军四年之内一直在准备，第一年做什么，第二年做什么，最后连饮食都要规定，人家全部都是计划好的，而且都是倒计时。而她好像是百米冲刺都跑出去了，还不知道前五十米干什么，后五十米干什么，冲刺干什么，可人家高考出题的人早就清楚了，你不明白，怎么应对人家的考试呢？现在是家长在这方面不太明白，她也不明白，那就得找个这方面的专家，得通过资源和人脉找那些经过验证后发现的确有效的老师来帮她解决这个问题，尤其是接下来的这三个月至关重要，状态调整过来后面就好办了。不能百米跑过五十米你落后别人二十米，那怎么能追上呢？

来访者父亲：是啊。

张医生：对你来说就是抓紧用接下来的三周之内把家教的问题搞定，把她的成绩倒过来算，先补最差的科目，最好的后补或者不用补，这样她不就有信心了吗？一定不能出现考试不及格的情况，那怎么能应对高考呢？力争她考上好学校，即便考上普通一点的学校，能选个好的专业也很好。

来访者父亲：好的。

张医生：这个孩子爱好广泛，非常聪明。但对高考缺乏紧迫感，当爸妈的平时在家里都疼爱惯了，你们吓唬她，她也不听了，给她找个像我这样的陌生人和她谈谈，再找一个帮助别人高考的专家聊聊，结合起来，同样的信息如果信使有问题，接收信息的效果就不好，换个信使，这个信使代表权威，又是她崇拜的，还能给她讲个道理，效果就会不一样。

来访者父亲：对。

张医生：我觉得这个时候的家长就尽量当好运输大队长、后勤大队长，抓紧给她找一个导师型的老师，专门带这些学习不好的孩子，还特别容易使后进变先进，我们得相信专门有老师会做这件事。现在什么行业都有，我们可能别的方面特别行，但这方面不行，他们能帮助孩子高考。现在的好处就是专业学校多，有用的资源多，那我们就动用一些有专业能力的人来帮忙，导师没做好，做家长没问题，不能当导师和不能做家长完全是两回事。我觉得你这个家长非常合格，不但自己去管她，效果不好还着急找咨询师来一起讨论，孩子也没说你们有什么毛病，只是这新时代的教学涉及如何提高高考的成绩，如何把后进变先进，咱不是专家，就得找一个这方面的专家。她表姐不是找个明白人吗？说明那个人比她父母教得明白，那咱也抓紧找啊。我这样分析，你觉得有一些道理吗？

来访者父亲：非常有道理。

张医生：那接下来咱就集中做这件事，先倒着数看哪个成绩最不好，帮她找个家教，用这种办法来帮助她迅速提高学习兴趣，把她学化学的兴奋点挪到学数学、物理和其他落后的科目上，把玩游戏的劲头，用到补习功课上，这小孩肯定没有问题。因为她是个充满潜力的孩子，就怕没有潜力了，已经是黔驴技穷、强弩之末了，她说自己还一点劲儿没使呢，都高三了还和当年初三的状态一样，这种情况只要用上劲就很容易补上去，十一个月的时间也不是什么火上房、火烧眉毛的情况。通过今天的交谈大致就帮你分析这些，还有别的疑问吗？

来访者父亲：暂时没有了，非常好！下次有问题再向您咨询，谢谢您！非常感谢！

张医生：好的，不客气，再见！

来访者父亲：再见！

张 医生点评

做好家长，就是做好孩子的经理人

家长在孩子的成长过程中，难以通过自己的努力帮助他们解决所有问题。有的家长，自身学历不高，难以在教育孩子学习的过程中树立好的榜样；有的家长虽然自己拥有高学历、高地位，却在孩子面前难以树立权威。很多时候，家长与其总是"亲历其为"，倒不如退居幕后，做好孩子的"经理人"，调动自己拥有的资源，寻找专业人士帮助小孩，如学习问题上找家教，心理问题上找咨询师，身体健康问题上找医生，等等。

高考选择好学校、好专业的衡量指标

名校和普通学校最明显的区别，就是将来走入社会后所面临的社会资源和社会网络不同。因为名校出来的名人、成功人士相对比较多，经常与成功人士接触，自己成功的概率也会提高。而好的专业跟它的就业率、未来薪水的高低、在社会上成功的概率，自己的爱好等直接相关。很多家长在这方面不了解，没办法帮孩子分析该怎么选。孩子大多都只按照自己喜欢的专业选。如果把这几个因素都考虑过之后还是因为兴趣爱好，选择喜欢的专业问题不大。但如果最重要的事情没考虑，把最不重要的当重点就麻烦了。

培养孩子做事有计划性和组织性

很多孩子做事的计划性不强，和家长有一定的关系。平常没有训练他，也没有教会他，更没有帮助他如何做计划，所以计划就变成一个空洞的理念。所以，当目标定了，具体要求也有了，如果不按要求去设计，并一步一步实施计划，那目标就变成假、大、空了，光从理念上努力、刻苦，想上清华北大，是不可能实现的。所以做事情一定要具体、具体、再具体。对于一个具体的目标、具体的要求，一定要有非常具体的、有针对性的计划，并且是可测量的、有时间概念的执行步骤，才能真正做到事半功倍。

考试作弊被高校退学之后

案 例概览

　　两年前，来访者以优异的成绩考上大学，大二时因在一场外语考试中作弊而被开除，目前在高中艰难复读。来访者希望通过再次高考回到原来的学校继续学习，却害怕回去之后周围人异样的眼光，更担心这个"污点"会影响自己未来的考研、出国和就业。近两个月来，心理上的沉重负担让他茶饭不思、日渐消瘦。

咨 询实录

张医生：讲讲你的困扰吧。

来访者：我原本是在一所大学里读大二，因为考试作弊，被学校退学了。现在回到高中里复读，压力比较大，心情比较压抑。

张医生：复读，是准备参加今年的高考吗？

来访者：是的。

张医生：复读以后，是想换个专业，还是想继续学原来的专业？

来访者：还想考回原来的学校和专业，继续读大二。

张医生：哦，那你现在的困扰是什么呢？是怕考不回去，还是怕回去以后别人对你说三道四？

来访者：都有，就是总想着被退学那件事情。

张医生：你是退学以后一直想那件事情，还是越临近高考越想？

来访者：一直想，刚回来的时候心态比较放松，觉得没什么大不了的，时间一长，慢慢就清醒过来了。

张医生：你今年几月份参加高考？

来访者：6月份。

张医生：哦，还有四个月，你估计考回这所大学的把握有多大？

来访者：刚回来的时候特别有把握，现在把握不大。

张医生：你当年高考的成绩怎么样？

来访者：当年我是我们这个城市里考上那个学校的前三名。

张医生：哦，当年你是以很优越的成绩考进去的，为什么三年以后再高考，就觉得没有把握了呢？你觉得是心理方面的问题，还是成绩方面的问题？

来访者：我觉得是心理方面的问题。

张医生：你现在的成绩在复读班上是什么状况？

来访者：刚刚能达到录取分数线吧。

张医生：那么这两年下来，你的成绩为什么退步得这么明显呢？

来访者：主要是很久都不学了，课程改动也比较大。

张医生：你家里的资源怎么样？如果复读期间，为你请一些家教，家里能提供吗？

来访者：能，但是我自己比较抵触。

张医生：为什么抵触呢？

来访者：因为我的学习从来没找过家教，而且家教的帮助不大，我自己以前就给别人做过家教。

张医生：你听说过"临阵磨枪，不快也光"这句话吗？

来访者：听说过。

张医生：家教就是这样的作用，真正的好家教都是考试专家或者是帮助别人考试的专家，肯定会有一定的帮助。

来访者：也对。

张医生：你的成绩有偏科的现象吗？

来访者：没有，都一般，很平均。

张医生：你父母支持你考回这个学校吗？

来访者：很支持。

张医生：那么你有第二个选择吗？比如你的成绩考得特别好，你还可以被别的学校录取，但肯定不是读大二了。

来访者：有，但是那样就要耽误两年。

张医生：听起来你心理上的负担还是多于实力上的问题。

来访者：嗯，我毕竟有污点，不知道考回去以后的路该怎么走。

张医生：这说明你虽然犯了错误，但还是一个好孩子，有些人遇到这种事情可能会"破罐子破摔"，甚至都不想读书了。至于"污点"，每个人一辈子总会有污点。我想可能更多的人作弊了只是没有被抓住，我小时候考试有一次就把答案写在大腿上偷看，所以说，没有犯过错误的年轻人，我还没有见过。我看你现在都已经在担心考回去以后的事情了，是吗？

来访者：是的，我考回去以后，相当于读了个一年的大学，我拿着这样的毕业证去找工作、考研、出国都会有问题，因为我没办法解释为什么一年就把大学读完了，那中间三年干嘛去了。

张医生：可能因为你休学了。找工作的时候，雇主是看你有没有过人的长处和优点，而不是看你有没有缺点。你不一定要在初试的时候去解释这个问题，当你进入复试的时候，可以诚实地说。如果我是你，我会说："当年为了考高分，我看别人都作弊，我也跟着抄，可作弊这事我不在行，一下就被逮住了。"在美国，雇主甚至会允许你对这种事情保密。所以，你现在的关键是要利用下面一段时间，让自己有一技之长。假如将来真的遇到这样的事情了，你不知道该怎么向雇主解释了，可以再来做咨询。现在第一要解决的事情，是你如何返回学校。如果你高考考好了，你还可以选择上别的学校，同时你现在还面临着选择新专业的机会，你可以看看是不是有更好的专业，等于你的人生多了一个选择，而不是少了一个选择。关于未来找工作时如何解释的事情，你觉得清楚了吗？

来访者：清楚了。

张医生：关于考研的问题，国内的教授可能会对你作弊这事存有成见，可是很多教授自己也作过弊，你听说过方舟子吗？

来访者：嗯，我看过他的博客。

张医生：那你知道肖传国教授的事情吧。

来访者：嗯，知道。

张医生：你看他不但被控造假，据说还害了成千上万的病人。我不是拿你跟他们比，只是告诉你有时候连教授都有可能作弊。你考研报名的时候应该不会有人阻碍你，重点是你怎么样才能考上研究生，然后等你真的考上但是教授不要你的那一天，你再找你的咨询师，我们再商量怎么样把这件事情向教授解释清楚。

来访者：嗯，我有一个学长跟我一样的情况，他去年考上研究生了，就没能上成。

张医生：因为作弊总归是错误嘛，可能他考的这个学校的教授不能接受。关键是你要给出一个有说服力的理由，教授为什么要录取一个有污点的学生。如果你的成绩和其他学生一样，还加一个污点，那别人肯定不会录取你；反过来，如果你有突出的优点、有创意、有能力，还有这个污点，有的教授会很愿意要你这样的学生。

来访者：对。

张医生：别忘了，如果家里有足够的资源，你还可以到国外留学，国外的教授不会关注你过去的污点，不管多大年龄出国读书都不会太晚，但是你得更努力了，外语也得学好才行。

来访者：但是，我现在很抵触学外语，因为我就是考外语的时候被抓住的。

张医生：这是另一个问题了，我并不是要求你一定要考国外的大学，等你想出国的时候，自然就不抵触学外语了。你考虑找工作、考研这些事说明你想上进，对未来有想法，我替你的父母为你感到高兴，但是现在谈考研的事情又有些远了，刚才我们谈的你复读能不能考回去的事情还没有解决，那些都是你考回去一年以后的事情，对吗？

来访者：对。

张医生：所以，找工作、考研、出国这三件事都是未来有需要的时候再谈，你的当务之急是怎么才能考回去，我觉得这才是真正的困扰。关于请家教的事情，最有用的家教就是去年高考成绩非常好的高材生，或者那些专门帮人突击对付考试的老师，越好的老师肯定收费越高。如果父母有足够的资源，现在就是放下面子、下定决心、动用所有资源的时候了。

来访者：如果实际评估一下我自己的水平，我觉得考回去问题不大，我自己有把握，也有信心。

张医生：有信心是好事，不过这件事情需要百分之百的把握，因为你跟别人不一样，别人考不上，可以第二年、第三年接着考，而休学的人一年之内就要考回去，不然之前的两年都白白失去了。如果你能多一个家教的资源来帮助你，会增加你成功的概率，肯定不是坏事，对吗？

来访者：对。

张医生：家教至少能起到两个作用：一是发现你自己没有看到的问题；二是可以严格地检验一下你是不是真的行了。

来访者：嗯，我现在总是想过去的事情，没办法把注意力转移过来，觉得高考这件事情的优先级总是在后面。

张医生：我刚才与你分享的办法就是"转移"，如果不优先考虑高考，那后面的事情就都不存在了。

来访者：道理我明白，我也知道哪些该想哪些不该想，但就是做不到，怎么办？

张医生：一个星期七天，你有多少天在想这个事情？

来访者：可以说七天都在想。

张医生：想到影响睡觉、吃饭、看着课本也学不进去的程度了吗？

来访者：是的，会做梦，而且在教室里太压抑了，我比他们都大很多，沟通也很困难，觉得每天生活的信息量一下变少了，生活很没意思。

张医生：就是总想过去在学校里发生的作弊那些事情，是吗？

来访者：是的。

张医生：那么白天的八个小时里，有没有几个小时不想，还是八个小时都想。

来访者：经常想，只要一个人的时候就会想。

张医生：哦，那就是有别人在场或者跟你说话的时候就不想，是吗？

来访者：是的。

张医生：你做体育运动、看电视或者干点什么事的时候，会想吗？还是必须有人在场的时候才不想？

来访者：我现在不参加任何别的活动。

张医生：那以后有机会可以试试，比如做运动的时候会不会想，现在唯一试过的是，有人跟你说话的时候你就不想，对吗？

来访者：对，通常我都是主动去找以前的大学同学说话，很依赖他们。

张医生：原来的同学跟你聊以前的事情，确实能让你放松、不胡思乱想，但他们对你的学习没有帮助，结果可能会让你考不上大学，是吗？

来访者：是的。

张医生：如果是家教老师在你旁边，跟你讲些与学习和高考有关的事情，那你也不会胡思乱想，对吗？

来访者：对，但剩下的时间还是会想。

张医生：你白天通常学习几个小时？

来访者：早上七点到晚上八点半是上课时间。

张医生：你晚上几点睡觉？

来访者：正常是十二点睡，如果不正常就不睡。

张医生：那家教有可能安排在晚上吗？

来访者：有。

张医生：那么，白天要上课会把时间用掉，你也不会每分钟都胡思乱想，晚上每天让不同科目的家教老师陪你复习、聊两三个小时，剩下的就是睡觉的时间了。这样把时间都占用掉，强迫你没有时间去想，慢慢地就会淡忘、变得不再想了，之前因为你天天都在想，就会控制不了，而且这样你高考成功的概率也增加了。

来访者：对，这样安排就清楚了。还有一点，我现在有时候整夜都不睡觉，或者开着灯睡。

张医生：一个星期七天有几天睡不着？

来访者：最多的时候有三天。

张医生：最少的时候呢？

来访者：最少的时候晚上不睡、白天睡，要么不睡，要么长睡不醒，有时候为了上课白天也不睡了，生活没有规律。

张医生：一觉醒来，你是觉得一点儿精神都没有，还是觉得比较有劲儿，只是睡得不踏实？

来访者：觉得没精神、没劲儿。

张医生：你最近的体重有变化吗？

来访者：瘦了。

张医生：瘦到什么程度了？体重减少能达到20%以上吗？

来访者：那倒没有，我本来就很瘦。

张医生：一日三餐都能吃得进去吗？

来访者：有时候一天吃一顿。

张医生：你是从退学以后就睡不好，还是最近才睡不好的？

来访者：最近两个月才开始的。

张医生：两个月前和最近两个月有什么不一样的地方？

来访者：思想上有一些变化，就像人被打了一棍子要过一会儿才能反应过来，我当初觉得回来以后没有多大的困难，应该能够克服，慢慢地感觉落差太大了，有些不能接受。

张医生：你过去试过抗焦虑或者安眠类的药物吗？

来访者：试过，现在也在吃。

张医生：现在吃的什么药？

来访者：安神补脑的中药。

张医生：你觉得有帮助吗？

来访者：刚开始有用，吃了起码能不做梦。

张医生：嗯，你说的这些症状都是在两个月之内发生的，是因为这两个月里你的想法变多了。第一，按照刚才我们谈到的，白天学习，晚上用不同的家教来占用你的时间，可以先这样回去去试一下。

来访者：好的。

张医生：第二，增加一些体育运动可以减少焦虑、帮助睡眠，但是刚吃完饭和睡前一小时不适合运动。回想一下，你以前做过的运动里，哪一个能让你觉得放松，可以多做你自己喜欢的、适合的运动，但不要学新的运动，因为时间来不及，甚至还容易受伤。

来访者：好。

张医生：第三，至于你现在吃的中药，你要是愿意继续吃也可以，但是中药不能跟西药结合着一起吃。

来访者：哦，知道了。

张医生：第四，你把前两个方法当做治疗手段，试试看能不能帮助你改善睡眠，一个月，最长两个月以后，如果还没有效果，那时候离高考就只剩下两个月左右了，很多人像你这样焦虑的情况，就会考虑用西药，因为西药见效比较快。当然，很多年轻人都不愿意吃药，不过这是你最后的一个选择，现在还不需要讨论吃什么药的问题。你不是全世界唯一有污点的人，也不是唯一焦虑、睡不着觉的人，我遇到过很多人都有像你这样的情况，我们一定会找到有效的方法。你先回去试试这些保守的、非药物的方法。

来访者：好的。

张医生：我不是要求你必须按照我说的去做，你也不要着急做决定，回去以后跟你的父母讨论一下我说的话，然后再商量一下该怎么办，最后肯定是由你自己去执行。如果一两个月还没有效果，再跟我们联系，好吗？

来访者：好的，谢谢您。

张医生：不客气，再见！

张 医生点评

美丽的错误

如果谈恋爱失败了，说明找到恋爱对象没问题；同样，考试作弊被退学了，说明考上大学不是问题，与那些"巧妇难为无米之炊"的困扰不同，这些都是美丽的错误，而青春的美丽之处就是能够在不断制造错误、改正错误的过程中走向成熟。世界上不存在任何一个没有犯过错误的年轻人，年轻人应该生活在当下，设计好未来，与其对自己曾经的错误耿耿于怀，或是把错误视做无法抹去的污点，不如在反省错误的过程中选择让自己成长为"吃一堑、长三智"的智慧的人，而不是"吃三堑、长一智"的愚蠢的人。没有错误的人生是虚幻的，充满错误的人生是悲哀的，善于从各种美丽的错误中沉淀出智慧的人生才是精彩的。

行动改变命运

对健康的忧虑，对爱情的困惑，对前途的迷惘……诸如此类的许多困扰都会让人感到焦虑，"想"无法摆脱焦虑，唯有"做"才能让一切变得不同，脚踏实地的行动才能改变命运。

人生总有替代选择

"从哪跌倒，从哪爬起来"，这句话除了励志的作用以外，有些时候并不是一个明智的选择。正如案例中的来访者，或许是出于对那座高校所在城市的情有独钟，或许是第一次选择的专业是自己的兴趣所在，他渴望考回原来的学校和专业的决心，可谓矢志不渝。然而，对同学们的议论、嘲讽的担心，却造成了他的焦虑情绪和睡眠障碍，这种焦虑状态持续下去，势必严重影响他这一次的高考成绩，此时，考回原来的学习和专业就是一个弊大于利的决定，而报考同一座城市的另一所学校，或者另一所学校的同一个专业，显然就是来访者值得考虑的替代选择。

看不到人生的替代选择，是年轻人不够成熟、缺乏智慧的标志之一，而长者、智者往往能够发现人生更多的替代选择，就像很多年轻人一旦失恋，就以为自己从此不再会拥有爱情，殉情者也几乎都是年轻人一样。岁月和智慧能够帮助年轻人认识到"失去一棵树木，其实是获得了拥有整片森林的机会"。

儿子想像有钱人一样生活，而我不是富妈妈

案例概览

来访者是一位中年单亲母亲，在儿子两岁时与丈夫离异，靠着自己多年的艰辛打拼，不仅独自将儿子抚养成人，还让儿子过上了有车有房的小康生活。近年来，来访者的生意日渐萎缩，收入大不如前。此时，儿子不但没能替母亲分忧，反而结交了一群家境殷实的朋友，学着朋友过上了泡酒吧、追名牌的"富人"生活，甚至丧失了对母亲最基本的尊重……

咨询实录

张医生：你好！讲讲你的困扰吧。

来访者：嗯，中国人过春节都要给孩子压岁钱嘛，他就要我给他几千块钱，他说必须要让他的银行卡上有他自己的财富，而且要我一年比一年给得更多。

张医生：你说的这个"他"是指你儿子吗？

来访者：是的。

张医生：他现在多大年龄？

来访者：明年就满十八周岁了。他之前曾经有近一个月的时间都没有叫过我"妈妈"，我觉得很困惑。他告诉我，放假的时候曾经跟朋友们一起去泡酒吧，他看见朋友中有人吃摇头丸，但是他自己没有吃，他说知道玩归玩，但那些事情是

不能做的。还说他的朋友圈里有人有同性恋的倾向，他觉得同性恋都是单亲家庭的环境引起的。我觉得他的思想跟我的想法有很大的差距，我希望他去做做心理咨询，但是他说自己没有心理疾病，他只是比较现实主义而已。

张医生：你刚才说他有好长时间没有管你叫"妈妈"了，是吗？

来访者：是的，今年元旦的时候，他说要买新衣服，管我要2000块钱，我答应给他1500块，前提是他必须好好学习，每一次考试的成绩必须不断提高。但是这段时间他不太听话，所以我只给了他1000块钱，他觉得我没有满足他的要求，就是不给他面子。

张医生：所以从那个时候起，他就不管你叫"妈妈"了，是这个意思吗？

来访者：是的。他特别追求完美，人长得还不错，可惜就是单眼皮，放假的时候，他跟我说要去割双眼皮。我说你一个男孩子，父母给你的长相就已经很不错了，他就反问我凭什么他没有追求美的权利。

张医生：他跟你要的这2000块钱包括去做双眼皮的钱吗？

来访者：不包括。另外，他对物质生活的要求也很高，17岁的孩子就知道男人要用Gucci的包，用Dior的香水，品牌意识很强烈。

张医生：他对品牌的追求、泡酒吧、观察别人吃摇头丸等等这些爱好，都像是比较成熟的男人的爱好。他大致是从什么时候开始有这些习惯的？

来访者：高二的时候。

张医生：他的这种谈吐，像是一个跟你平等的男人在讲话，你觉得他是从什么时候开始用这种方式和你讲话的？

来访者：就是今年元旦之后，我跟他谈心的时候，他开始直呼我的

名字。我说你既然是我的儿子，作为你的母亲，我绝对不
允许你这样称呼我。

张医生：他这么多的行为方面的改变，听起来不应该仅仅是一两个
月之内发生的，你再帮我回忆一下……

来访者：他两岁的时候就跟着我过上了单亲家庭的生活，我一直都
是一个人带着他，然后买房、买车，确实得到了很多朋友
的帮助，但没有靠任何一个男人的施舍。

张医生：我知道你是一个很能干的女士，在一个人的环境下独自打
拼。

来访者：我那个时候虽然赚的钱多，但是他上小学、上初中，我每
个月也就给他两三百块零用钱，到了高中他就不同意了，
他说他还有朋友，还有人脉，朋友还要过生日，这些都要
靠钱来维持的。

张医生：他说这些话大致是什么时候？应该不是今年元旦后才开始
的吧。

来访者：对，是从高二开始的。

张医生：嗯，就是从十六岁开始他逐渐出现了行为上的变化。那
么，他十六岁之前和十六岁的过程中，你有什么做得不一
样的地方吗？

来访者：我原来的生意做得比较好，一个人忙不过来，我就雇了好
几个人，现在我们这个行业萎缩了，今年我就把原来雇的
人都辞退了，只留了一个人。他就觉得我只雇一个人说明
我的生意不好了，这确实是事实。

张医生：他担心你的生意是一回事，更重要的是，我感觉你现在跟
他沟通的方式不太像是母亲跟孩子，倒像是伙伴之间、情
人之间、夫妻之间的沟通方式。当然，发生变化的肯定不
是你，而是他。一般的孩子如果知道妈妈生意不好了，会说

妈妈我能帮你做点什么，我怎么做才能帮你省一点花销，这才像是母亲跟孩子的沟通方式。而他整个的想法、交往和爱好都像是刚刚走向成熟的一个年轻男人，不太像是一个孩子了。我很关心他从什么时候开始变的，为什么问你这个问题呢？因为知道他怎么变的，你才能干预，让他再变回去；如果不知道他是哪里出了问题，就会比较麻烦。

来访者：嗯，对了，他对朋友特别讲义气，他在外面特别有口碑，无论老少，他都很懂礼貌、很尊敬别人，嘴巴很甜的。我父亲、母亲去世得都早，我姐姐没有成家，他就是在我和他姨妈这些女人的圈子中长大的。因为我给他改了姓，他跟我姓，所以他爸爸拒绝付抚养费、生活费，也没有管过他。但是，我从来不在他面前说他爸爸的坏话。

张医生：这是对的。

来访者：他如果问他爸爸要零用钱，他爸爸还是给，但是学费、生活费这些事情，他爸爸从来不提。

张医生：嗯，那么他跟你姐姐也这样讲话吗？

来访者：他也是这样。我觉得最大的问题，是他周围朋友的家庭都是特别有钱的。

张医生：哦，他交了一些特别有钱的朋友。你觉得他跟这些朋友攀比，才慢慢养成了这些习惯，你认为这是原因，对吗？

来访者：对，这是最大的原因。

张医生：我还想问一下，他有没有女朋友？

来访者：我听说初三的时候谈过恋爱。

张医生：他最近有没有从你这里多要一些额外的花销，为女朋友买东西？

来访者：没有，高二的时候，他跟我说他不再谈恋爱了，要进入紧张的学习状态了。但是，具体有没有喜欢他的女孩子，我也不知道。

张医生：你现在最担忧的是什么？

来访者：我现在担心的主要是两点，一是担心他在这个年龄，没有学好该学的东西。他那些朋友都是家里条件好的，成绩比他差得多，但他们学一点特长就可以去考大学了。他去年想学唱歌，我没有同意，因为我不喜欢男孩子吃青春饭。

张医生：对，而且唱歌还跟天赋有关。另外还有一件事，他快要高考了，是吧？

来访者：是的。

张医生：你觉得他考上普通大学或者稍好一点的大学，这种可能性有多大？

来访者：如果他这几个月全力以赴的话，考上二类本科没有问题。

张医生：很多孩子在国内学习不好，没有考上大学，家长会送孩子到国外去学习。假设他考不上大学，那么对你来说，从你的经济实力的角度考虑，有可能把孩子送出来读大学吗？

来访者：没有。

张医生：没问题，我只是问你有没有这种可能，因为我要跟你讨论一些建议，可能会跟这方面有关。我听明白了你的问题和困扰，在我看来有这样的几点。第一，不管夫妻之间为什么离婚，在单亲家庭中，像你这样的母亲处在这个位置上，会对孩子抱有歉意，觉得对不起孩子，对孩子谦让。

来访者：对，我就是这样。

张医生：这样就会养成一种习惯，变成一种溺爱。不管是你的溺爱还是他姨妈的溺爱，对孩子都是纵容，这样的孩子长大以后就会比较任性。这种任性，现在改起来比较困难，因为这么多年他在溺爱中长大，已经养成了一种习惯。既然不是一天养成的，一时半会改不了，那就在以后的时间里慢慢去改。但是，你现在能跟孩子讨论的是，孩子对母亲的尊重，完全与经济地位没有关系，不论妈妈是有钱还是没钱，是成功还是失败，就算妈妈生意失败去大街上要饭，孩子看见了也不能直呼妈妈的名字。这样就可以跟孩子讲清楚"底线"在哪里，也就是孩子无论怎样发脾气都不能逾越的界限。

来访者：是的。

张医生：第二，可以跟孩子这样去沟通，现在我们家的经济条件你是知道的，妈妈一个人抚养你、供你上学，未来还要支持你恋爱、结婚，咱们家房和车的问题虽然是解决了，但不是真正的有钱人，所以你未来的很多事情都需要靠你自己去争取，不可能靠妈妈给你金山银山。更何况，你也看到了，妈妈的生意时好时坏，现在正处于不好的状态，随时有可能破产。所以，你现在要考虑该怎么自救，而不是一味地责怪妈妈不能挣更多的钱，不是妈妈不想挣钱，有时候这些事是由客观环境决定的，不是任何事情都能由妈妈来控制的。当你责怪妈妈挣钱少的时候，同样的话也适用于你，你是一个快十八岁的小伙子，我想听听你未来打算怎么挣更多的钱？当你给妈妈提出建议的时候，你不能不接受同样的建议。

来访者：嗯。

张医生：这样把孩子往危机意识上去引导，就把一件坏事说成了好事，也就是说当他责怪你生意不好的时候，你反过来说正是因为生意场上风云变幻，妈妈希望你能有一份相对稳定的工作，所以妈妈才希望你能去读有用的专业，将来毕业以后才能够自保。像妈妈这样做生意，今天有钱明天可能就破产了，如果到了那一天，你该怎么办呢？所以，生意上的事情妈妈既不需要你帮忙也不需要你提建议，这事儿妈妈自己能解决。但是，恰恰因为生意上这种没有把握的情况，妈妈才觉得你应该为自己找一条相对保险的道路，而不能像妈妈这样过早地进入商海。高考就剩下几个月的时间了，我没有看出你特别努力的学习，好像一点危机感都没有，等你混到靠不住妈妈的那天，你该怎么办呢？所以，妈妈觉得这更应该变成你的动力，而不是你指责妈妈的借口。

来访者：嗯。

张医生：当然，妈妈肯定有做得不够好的地方，妈妈没有成为百万富翁、千万富翁。但是，妈妈生你、养你，又给了你比较不错的经济条件。如果你考不上大学，妈妈没有能力为你准备第二条路，妈妈没有更多的钱供你出国读书或者上自费大学，只能靠你自己了。把你生意上面临的危机作为一个例子，给孩子灌输一种危机意识。

来访者：嗯，明白了。

张医生：第三，还要跟他讨论，你说的泡酒吧、吸毒、穿名牌、割双眼皮这些事情，这些都是人有钱之后去美化自己、享受生活，甚至去挥霍。你身边的这些朋友家里都很有钱，你现在的问题是，你按照有钱人的标准去准备自己，但你自己不是有钱人，妈妈也不是富妈妈。你身边的那些朋友他们即使真的是有钱人，他们这样做也是在毁掉自己。退一万步讲，他们家里真的那么有钱，至少他们有理由去享受和挥霍，可你的妈妈、爸爸是不一样的人，你如果跟他们一样去消耗钱，那怎么能行呢？妈妈这样跟你谈话，就是希望你能意识到你自己还有机会，跟那些农民家庭、下岗职工的家庭相比，咱们家的条件又要好一些，至少你可以不愁吃穿，你想买什么学习资料也都可以，剩下的这几个月妈妈还可以给你请一个家教老师，帮你重点突击一下，这一点妈妈可以做到。但是，如果这些条件都不能转化成你的分数和动力，如果你自己不求上进，未来混得可能还没有妈妈好，这就是妈妈特别担忧的地方。

来访者：嗯。

张医生：总之，首先，高考前剩下这几个月的时间里，你对妈妈的态度和行为可以慢慢改，这也有一部分妈妈的责任，妈妈没有在你小的时候抑制你、监管你，而且家里没有男人，所以你一半是当儿子、一半是当男人的样子跟妈妈讲话，慢慢养成了要跟妈妈平等的习惯，这是一个麻烦，但不是这几个月之内急于解决的问题。

来访者：嗯。

张医生：其次，你那些朋友已经结交了，一时半会不太容易断交。但是你那些模仿有钱人的行为，从现在开始要节制。第三，现在必须解决的是你还能做些什么，妈妈还能为你做些什么，咱们全家来个总冲刺，让你至少能考进一个二流大学。上一流大学固然有一流大学的好处，咱们要真上了二流大学，就选个好的专业，将来还有机会去读研究生，一个好的专业比一个好的大学更重要。所以，并不是说考上二流大学人生就没有前途了。

来访者：嗯。

张医生：你这样跟他沟通就是你的问题的解决方案。第一，应该挖掘他考大学的内在动力，配备足够的资源，你要为他提供你能够提供的所有资源；第二，他需要收敛那些不良行为，那些都不是他这个年纪该做的事情；第三，如何理顺、改善你们母子的关系，这是更长期的事情。

来访者：嗯。

张医生：第一件事情最重要，就是要想尽一切办法来激发他内在的学习动力。如果他不能自保的话，别人也保不了他，让他知道如果自己没有动力，雇多少家教都不会有用；如果他愿意学习、需要资料、需要辅导、需要找人来现身说法，需要节约上下学的时间等等，这些事情你都可以用钱来帮他解决。而且，要告诉他，千万不要放弃，不要觉得考不上一流大学就破罐子破摔，就算上的是三流大学，只要专业好，未来总有翻身的机会。除非他学一个大家都觉得前途很渺茫的专业，毕业之后难以就业，只要他选一个社会上就业率比较高的专业，最后几个月突击一下就能上去，这恰恰是家里的经济条件可以做到的。

来访者：是的。

张医生：最重要的是把你们家庭的危机转化成孩子内在的危机感，成为孩子奋发向上的动力。退一万步讲，即使他奋发向上不是为了孝敬父母，哪怕是为了割双眼皮、为了找女朋友，不管他是为自己，还是为父母、为社会，只要他愿意努力学习，你就可以为他创造条件。反过来，那些与学习成绩、与未来的成功无关的爱好可以暂时放一放。你们家听起来不是那种有背景或者有天赋让他成为音乐家的家庭，所以现在忙着练习唱歌也是没有用的，当然，可以把唱歌作为业余爱好，接下来集中突击的几个月时间里，不要再做任何消耗他的学习时间和精力的事情。

来访者：好的。

张医生：刚才我说的这些建议你觉得还有什么地方需要讨论，或者你还有什么不理解的地方吗？

来访者：您刚才说的这几点我都明白了，也知道哪一点该先做，哪一点留到高考以后做，今天晚上我就按照你教我的去跟他谈一下。

张医生：好的。不过很重要的一点是，根据你的经验转述给他，打破他在认识上的局限性，而不是去教育他，否则他会听不进去。现在离高考还有几个月，还来得及，如果只差几个星期，那这些讨论就没有必要了，咱们中国有句古话叫临阵磨枪，不快也光嘛。

来访者：对，还有希望。

张医生：最后一点需要长期去改变的，就是不管他有没有考上大学，不管妈妈有钱没钱，这都不是孩子不尊敬妈妈的理由。所以在未来的日子里，要让孩子知道，不管妈妈对他有多么尊重、多么平等、多么当做一个大人来对待，妈妈永远是妈妈，不能以对待朋友或者其他人的方式来对待自己的母亲。古话说，儿不嫌母丑，狗不嫌家贫，绝不能以极不尊重、直呼其名的方式来对待妈妈。他有了第一次就容易有第二次，除非在未来的岁月里，你去观察他、学会怎么对待他、处理他，让你们的关系变回母子关系，而不是另一种关系，否则，孩子会变得越来越随便，变得没有界限，这对他长期的人生是不利的，对吗？

来访者：您说得太对了，我知道该怎么做了，谢谢您，张医生！

张医生：不客气，再见。

张 医生点评

（单亲母亲的补偿心理）

众所周知，商场如战场，竞争无比激烈和残酷，来访者身为一个女人，不但能在这样的商场环境中生存下来，甚至比许多男性做得更出色，同时还要独自养育孩子，可谓是巾帼不让须眉！

　　大多数的传统家庭都是男主外、女主内，或是夫妻双方共同挣钱养育子女，甚至请家里的老人来帮忙，而单亲母亲能依靠的只有自己。类似来访者这样的单亲母亲，在家庭中承担着父亲和母亲的双重角色，还要花更多的时间和精力去创业、赚钱，久而久之就容易觉得自己对孩子有所亏欠，在潜意识里对孩子形成一种补偿心理，往往表现为在物质方面尽量地满足孩子。

　　不论当年是出于什么原因而离婚，来访者不仅给予了这个孩子生命，还在过去的十几年中主动承担起养育孩子的职责，竭尽所能为孩子提供物质保障。从任何一个角度来看，这位母亲对儿子都无所亏欠，既然不欠，就不存在什么补偿。如果真的是这种意识在作祟，那么身为母亲的来访者要抓紧时间纠正自己，抛开这种无谓的补偿心理。

没有有钱人的"命"，就不能得有钱人的"病"

　　孩子之所以是孩子，就在于他们一般只看今天、不看明天，不会用理性思维来思考问题。他不会想到妈妈因为愧疚而给他那么多花钱的自由，不会因此而感恩戴德，理解妈妈的良苦用心，更不会有计划性地花钱和储蓄。这种环境下，他很容易去模仿那些家境富裕的孩子，可是他忘记了别人挥霍完这笔钱，后面还有更多的钱，至少家庭的经济状况不会因为孩子的零花钱而受到影响。也就是说，真正有钱的孩子背后都有一个真正的富爸爸或富妈妈，可惜来访者是假的富妈妈，她的儿子自然也是假的有钱人。

　　一个单亲家庭，仅靠妈妈一个人赚钱养家，而生意不会一本万利，总是有起有落，有赚有赔。如果妈妈的生意继续赚钱，其他人很快也会效仿去做同样的生意，竞争会变得越来越激烈，钱也会越来越不容易赚。万一妈妈的生意在竞争中不幸失败了，孩子自己又没能考上大学，或是考上大学没能选择好的专业，那么他的未来岂不是一点安全保障或者备用计划都没有吗？

如果真的是富爸爸或富妈妈，让孩子变成有钱人并不是问题，纵容孩子变成"有毛病"的有钱人才是大问题。更麻烦的是，孩子不是有钱人的"命"，却得了有钱人的"病"，那么，问题会比那些"有毛病"的有钱人更麻烦。

惯子如杀子

中国有句古话叫"惯子如杀子"。即便是出于良好的补偿心理，娇惯孩子，让孩子浑身充满了毛病，丧失独立生存的意识和技能，未来在社会上无法生存，也相当于在杀孩子。如此一来，这类孩子的前途明显比不上父母这一代，这是最让人担忧的事情。虽然这个孩子现在有许多恶习，但好在他还很年轻，只要他不走周克华、马加爵这类极端的道路，尽早加以改正，后面的人生路依然可以变得很不同。

这个案例给我们最大的启示在于：警示那些存在着补偿心理的家长，无论是否真的亏欠了孩子，一定不能通过娇惯、纵容的办法来补偿，否则，这就是最好的反面教材。

我的孩子"猫一天，狗一天"

案例概览

来访者是一位中年男性，为其已经成年的儿子前来咨询。来访者的孩子在接近三岁的时候，被发现出现异常，医院诊断为高智孤独症（自闭症）。之后，孩子被送到了特殊教育学校。如今，孩子已经快满二十岁，生活上依然无法自理。更让来访者头疼的是，孩子如今已经长成大小伙子，经常发脾气，还会出现攻击行为，父母称其为"猫一天、狗一天"，即"猫天"温顺，"狗天"易发脾气、出现攻击行为。

咨询实录

张医生：你好，我是张医生，讲讲你的困扰吧！

来访者：您好！我的孩子在接近三岁的时候，我们发现他和其他孩子不太一样，带着他去看了医生，医院诊断是高智孤独症。后来我们就把孩子送进了特殊教育学校，现在孩子快二十岁了，情况有所好转，但是还是和正常人有很大的区别，比如在融入社会和生活自理方面。

张医生：您能具体讲讲当初你们发现他和其他孩子不太一样的表现吗？

来访者：一个是语言发育迟缓，另外就是多动，不像其他小朋友那样很规律地玩闹，有的时候会乱跑，东一下、西一下，我们就带他去看医生了。

张医生：他去的特殊教育的学校是专门给自闭症的孩子设置的吗？

来访者：不是，也有弱智的孩子、脑瘫的孩子，混在一起的。

张医生：现在你的孩子在语言功能方面是什么样的情况？

来访者：他现在没有完整的句子，可以把一句话中的几个关键词讲出来，我们能听懂他的意思。

张医生：你们做父母的能听明白，如果是陌生人能听懂吗？

来访者：嗯……简单的应该可以，但是他表达不出完整的句子。

张医生：如果你给他写下几样东西让他去商场买回来，他能做到吗？

来访者：他不会花钱。

张医生：类似把衣服叠好再放回去这样的事情，他可以吗？

来访者：可以。而且他的记忆力特别好，很多年前去过的地方他都能记得。

张医生：嗯，冬天天气冷的时候他知道要多穿衣服吗？

来访者：现在能，以前不知道。

张医生：他现在有没有自己的朋友？

来访者：有，他现在有几个固定的学校里的小朋友，回到家里会反复地念叨他们。

张医生：他现在还有以前那些重复的动作吗？比如经常会去瞎跑啊，或是反复做些什么事？

来访者：他行为上是比较刻板的，做什么事都很程序化。

张医生：有没有反复做一件事？

来访者：他每天肯定要撕纸，肯定要玩纸币、撕纸币。

张医生：他知道钱不能撕吗？

来访者：我们告诉他不能撕，但是他玩到一定程度的时候肯定就把它撕了。

张医生：他不是专门撕百元大钞吧，一块钱的纸币也可以？

来访者：嗯，他现在也知道钱能买东西，有时候也会自己攒着，但是不同时间他可能会对不同的纸币感兴趣，比如他现在就特别喜欢玩老版的五块钱的纸币。

张医生：他现在晚上有睡觉不好的症状吗？

来访者：他近期晚上总是要起来吃东西。

张医生：他是饿醒的，还是晚上觉得没事干才吃东西？

来访者：不是饿的，有时候晚饭他吃得很饱，但是他对于喜欢的食物就要一个晚上吃完。

张医生：如果有一天冰箱里什么东西都不放，他还醒吗？

来访者：他可能会去抽屉里，或是别的地方找吃的。

张医生：现在小孩超重吗？

来访者：有一些偏胖。

张医生：有过癫痫发作或是伤害自己的行为吗？

来访者：没有癫痫发作，发脾气的时候会打自己。

张医生：经常发脾气吗？

来访者：经常。

张医生：小孩有测过智力吗？正常智商是100。

来访者：没有测过。

张医生：现在看起来小孩的诊断没有什么问题。自闭症有三个核心症状：第一，语言障碍，交流困难；第二，社会交往障碍，难以融入社会，也不愿意跟更多的人交往，最多是和自己类似的人相处；第三，有重复的动作，就像你刚才讲的撕纸。现在小孩身上这三个症状都有，而且都是在三岁之前出现。所以，如果你不告诉你的孩子已经将近二十岁，我会以为他只有二三岁，几乎跟刚发病的时候没有什么显著的变化。

来访者：嗯。

张医生：为什么会出现这种现象呢？这里面很遗憾的是，我们国家目前还很少有专门给自闭症儿童设置的学校。在国际上比较认可的治疗方法是，给自闭症的儿童设置专门的学校，给予专业的训练。现在孩子所在的这种特殊教育学校也可以起到一定的作用，但不是最大的作用，但是没关系，你能做的已经都做了，并且做得很好。那么在孩子成人以后怎么治疗呢？实际上就是去治疗这个疾病的并发症，比如癫痫发作、自残行为、攻击行为、容易发脾气等。很多这样的小孩，还容易睡眠不好，你的小孩也有，他正是因为睡不好觉，才会总醒来去吃东西。这里面，不管是语言障碍、癫痫发作，还是睡不好觉、重复的行为、自残都跟大脑的发育有关，都是这个疾病带来的。所以现在关于你的孩子的治疗，就是针对这个疾病容易带来的并发症的治疗，比如抑郁、焦虑、冲动控制障碍、睡眠障碍等。

来访者：嗯。

张医生：那我现在想问一下，你今天来做咨询，最困扰你的是什么？

来访者：是这样，他有时候会突然发脾气，而且行为比较激烈，比如会揪住他妈妈的头发，或是在我开车的时候咬住我的胳膊，类似这样的情况，我们该怎么解决？

张医生：我先问一些问题，然后我们再来讨论。

来访者：好的。

张医生：一个星期里，他有多少天会发脾气？

来访者：一般隔一天就会发脾气，我们叫他"猫一天，狗一天"。

张医生：什么叫"猫一天，狗一天"？

来访者："猫天"特别温顺，不发脾气，"狗天"就会发脾气。

张医生：一个星期得有几天"狗天"？

来访者：估计得有三四天。他们学校有个看门的爷爷，他每次见到他都会去拍人家，力量还挺大的，我就告诉他："爷爷不能动，动坏了爸爸得给人家看病。"

张医生：呵呵，那我听明白了，现在你得和专业的医生去讨论，一般处于和你的小孩类似状况的人，可以考虑用以下两类药物去治疗：第一类是情绪稳定剂，比如经常用的具有抗癫痫作用的丙戊酸钠、卡马西平；第二类是低剂量的抗精神分裂药物，如利培酮。这两类药都能够控制小孩的情绪，减少自残和攻击的行为。这样清楚了吗？

来访者：清楚了。

张医生：你还有别的问题吗？

来访者：暂时没有了，非常感谢您，以后有需要的话我还很希望能够和您沟通，好吗？

张医生：没问题，如果你还有需要可以通过你的咨询师和我联系。

来访者：非常感谢您！

张医生：不客气，再见！

张 医生点评

对自闭症要有合理的认知和期待

自闭症属于严重的精神心理疾病之一，完全治愈的可能性很小，但是可以通过专业的治疗和训练让孩子学会更多自理的能力、适应社会的能力，这个可能性还是比较大的。

家长对于自闭症儿童的治疗需要抱有合理的期待，既不要认为会有灵丹妙药完全治疗，也不须气馁、怨天尤人。

总体而言，自闭症的治疗需要生物—心理—社会全方位的干预，需要社会、家庭、学校等各方面的支持。

自闭症的治疗——生物方面

现在的医学对于自闭症尚未找到完全治愈的有效方法，但是对于自闭症容易引发的并发症，却有其明确的治疗方法。很多严重的自闭症人群会伴发癫痫发作、智力低下、攻击行为，还有些自闭症人群会伴发情绪不稳、焦虑、抑郁等情况。这时，可以通过一些对症的药物来治疗这些合并症状。例如，本案例中的来访者可以在专业医生的指导下，通过服用情绪稳定剂来治疗爱发脾气的问题，让他"狗天"越来越少，"猫天"越来越多。

自闭症治疗——心理方面

自闭症的儿童存在语言障碍，与人交流有困难，这样的情况也使得他们比较容易发脾气，在社会交往上遇到很多困难。那么在心理治疗方面，需要教会他们更多的积极的心理防御机制；在与人交往时，可以训练他们更加了解人们沟通中的意思，比如有的女孩儿嘴上说"你讨厌"，实际上并非真的是讨厌对方，类似这些社会交往的含义是可以通过训练掌握的。

自闭症治疗——社会方面

从家庭角度来说，对自闭症儿童的治疗，家长需要花费更多的时间、精力、资源来配合治疗和训练。当家长怀疑自己的小孩存在疑似自闭症的症状时，要尽早求助于专业的医生，而不能自行评估和诊断。因为，即使同样是自闭症，也可能因个体原因及其疾病程度的不同，症状的表现形式有所不同。家长不可依据网络、书籍等渠道的信息盲目"对号入座"，而应与其他正常的小孩做对比，一旦发现异常情况时，及时带小孩进行专业的检查。

从社会角度看，自闭症儿童需要专门、专业的教育和训练。我国目前还没有专门的自闭症儿童的学校，在关于自闭症的研究上起步也较晚，直到2002年才将自闭症儿童列入残障儿童的范围，相关法规还待完善；而在某些发达国家早已制定了相应的法律法规，给这些孩子制造了相对成熟的环境，并设有专门的自闭症儿童的学校，通过行为干预和特殊教育训练等方法，来提高他们在日常生活中的自理能力、社会交往及适应社会的能力。